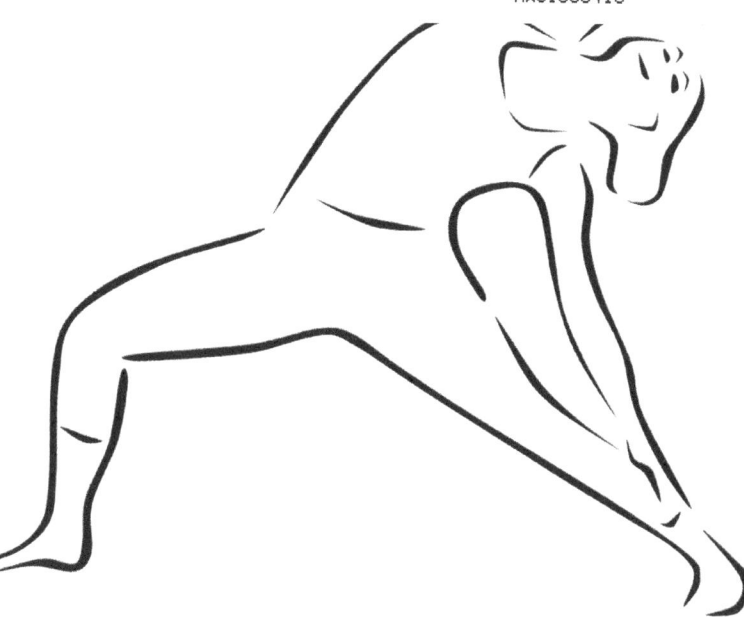

THIS JOURNAL BELONGS TO:

_____

_____

_____

Note from the publisher: The authors and publisher of this book disclaim all liability in connection with the use of this book and disavow all knowledge of personal details written into this after publication. The contents of this book are solely for the purchaser's private use and will be treated as such under the jurisdiction of the United States of America, and under recognized international publishing laws. All persons concerned about medical symptoms or the possibility of disease are encouraged to seek professional care from an appropriate healthcare provider.

Note from the publisher: In no way is this book designed to replace, substitute, countermand, or conflict with advice given to you by your physician, or mental health professional. Information in this book is offered with no guarantees on the part of the authors or publisher. This book is not intended as a substitute for the medical advice of physicians. The reader should regularly consult a physician in matters relating to his/her health and particularly with respect to any symptoms that may require recommendations or suggestions contained in this book.

Mention of specific individuals, companies, organizations or authorities in this book does not imply endorsement by the authors or publisher.

Copyright by ZenWerkz

Goals After 100 Days

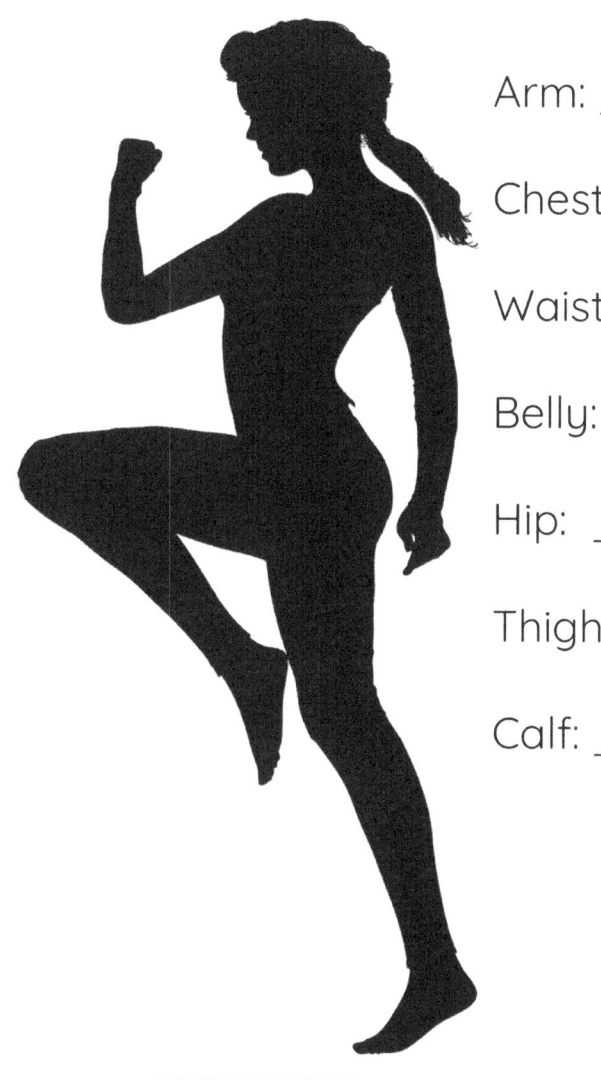

Arm: _____

Chest: _____

Waist: _____

Belly: _____

Hip: _____

Thigh: _____

Calf: _____

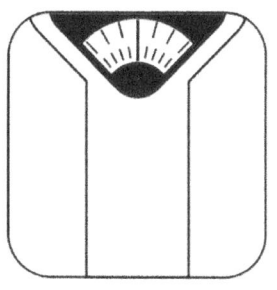

Weight: _____

BMI Level: _____

Plans

1. _____
   _____

2. _____
   _____

3. _____
   _____

4. _____
   _____

5. _____
   _____

6. _____
   _____

7. _____
   _____

8. _____
   _____

DAY 1
~ You represent what you have done. So act now! ~

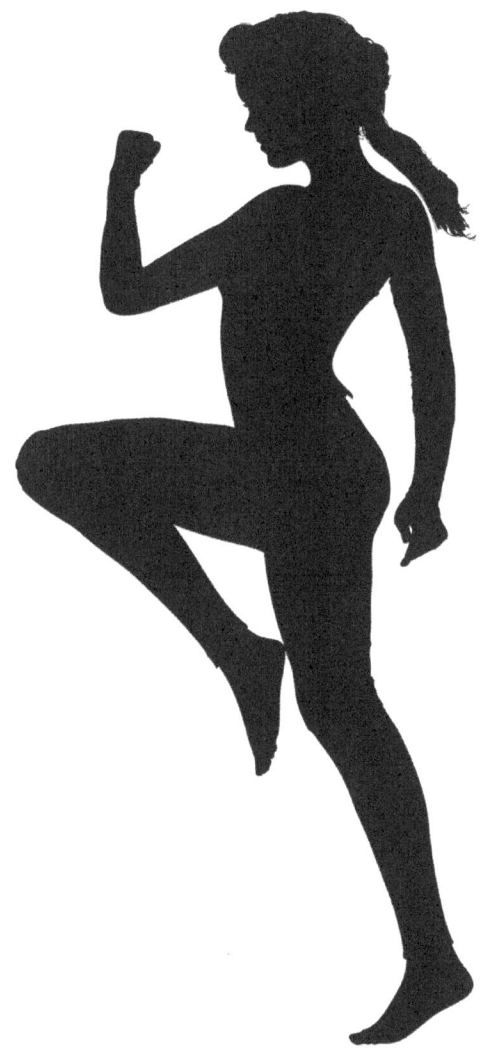

Arm: _____

Chest: _____

Waist: _____

Belly: _____

Hip: _____

Thigh: _____

Calf: _____

Weight: _____

BMI Level: _____

DAY 1

DATE: _____

| M | T | W | T | F | S | S |

MOOD:
- ☐ Fabulous   ☐ Sad
- ☐ Happy   ☐ Angry

BREAKFAST	LUNCH	DINNER
_____	_____	_____
_____	_____	_____
_____	_____	_____
_____	_____	_____

SNACKS	HEALTHY FOOD	UNHEALTHY FOOD
_____	_____	_____
_____	_____	_____
_____	_____	_____
_____	_____	_____

CALORIES : _____   WEIGHT : _____ Lbs/Kg
PROTEIN : _____   SLEEP : _____ Hours
FIBER : _____   WATER : _____ Cups

EXERCISE	SET / REPS / DISTANCE	TIME
_____	_____	_____
_____	_____	_____
_____	_____	_____
_____	_____	_____
_____	_____	_____
_____	_____	_____
_____	_____	_____
_____	_____	_____

DAY 2

DATE: _____

| M | T | W | T | F | S | S |

MOOD:
- ☐ Fabulous ☐ Sad
- ☐ Happy ☐ Angry

BREAKFAST
_____
_____
_____
_____
_____

LUNCH
_____
_____
_____
_____
_____

DINNER
_____
_____
_____
_____
_____

SNACKS
_____
_____
_____
_____
_____

HEALTHY FOOD
_____
_____
_____
_____
_____

UNHEALTHY FOOD
_____
_____
_____
_____
_____

CALORIES : _____
PROTEIN : _____
FIBER : _____

WEIGHT : _____ Lbs/Kg
SLEEP : _____ Hours
WATER : _____ Cups

EXERCISE	SET / REPS / DISTANCE	TIME
_____	_____	_____
_____	_____	_____
_____	_____	_____
_____	_____	_____
_____	_____	_____
_____	_____	_____
_____	_____	_____
_____	_____	_____

DAY 3

DATE: _____

| M | T | W | T | F | S | S |

MOOD:
- ❑ Fabulous ❑ Sad
- ❑ Happy ❑ Angry

BREAKFAST	LUNCH	DINNER
_____	_____	_____
_____	_____	_____
_____	_____	_____
_____	_____	_____
_____	_____	_____

SNACKS	HEALTHY FOOD	UNHEALTHY FOOD
_____	_____	_____
_____	_____	_____
_____	_____	_____
_____	_____	_____

CALORIES : _____
PROTEIN : _____
FIBER : _____

WEIGHT : _____ Lbs/Kg
SLEEP : _____ Hours
WATER : _____ Cups

EXERCISE	SET / REPS / DISTANCE	TIME
_____	_____	_____
_____	_____	_____
_____	_____	_____
_____	_____	_____
_____	_____	_____
_____	_____	_____
_____	_____	_____
_____	_____	_____

DAY 4

DATE: _____

| M | T | W | T | F | S | S |

MOOD:
- ❏ Fabulous ❏ Sad
- ❏ Happy ❏ Angry

BREAKFAST
_____
_____
_____
_____
_____

LUNCH
_____
_____
_____
_____
_____

DINNER
_____
_____
_____
_____
_____

SNACKS
_____
_____
_____
_____
_____

HEALTHY FOOD
_____
_____
_____
_____
_____

UNHEALTHY FOOD
_____
_____
_____
_____
_____

CALORIES : _____
PROTEIN : _____
FIBER : _____

WEIGHT : _____ Lbs/Kg
SLEEP : _____ Hours
WATER : _____ Cups

EXERCISE   SET / REPS / DISTANCE   TIME
_____   _____   _____
_____   _____   _____
_____   _____   _____
_____   _____   _____
_____   _____   _____
_____   _____   _____
_____   _____   _____

DAY 5

DATE: _____

| M | T | W | T | F | S | S |

MOOD:
- ☐ Fabulous ☐ Sad
- ☐ Happy ☐ Angry

BREAKFAST	LUNCH	DINNER
_____	_____	_____
_____	_____	_____
_____	_____	_____
_____	_____	_____

SNACKS	HEALTHY FOOD	UNHEALTHY FOOD
_____	_____	_____
_____	_____	_____
_____	_____	_____
_____	_____	_____

CALORIES : _____
PROTEIN : _____
FIBER : _____

WEIGHT : _____ Lbs/Kg
SLEEP : _____ Hours
WATER : _____ Cups

EXERCISE	SET / REPS / DISTANCE	TIME
_____	_____	_____
_____	_____	_____
_____	_____	_____
_____	_____	_____
_____	_____	_____
_____	_____	_____
_____	_____	_____
_____	_____	_____

DAY 6

DATE: _____

| M | T | W | T | F | S | S |

MOOD:
- ❏ Fabulous ❏ Sad
- ❏ Happy ❏ Angry

BREAKFAST
_____
_____
_____
_____
_____

LUNCH
_____
_____
_____
_____
_____

DINNER
_____
_____
_____
_____
_____

SNACKS
_____
_____
_____
_____
_____

HEALTHY FOOD
_____
_____
_____
_____
_____

UNHEALTHY FOOD
_____
_____
_____
_____
_____

CALORIES : _____
PROTEIN : _____
FIBER : _____

WEIGHT : _____ Lbs/Kg
SLEEP : _____ Hours
WATER : _____ Cups

EXERCISE   **SET / REPS / DISTANCE**   **TIME**

_____   _____   _____
_____   _____   _____
_____   _____   _____
_____   _____   _____
_____   _____   _____
_____   _____   _____
_____   _____   _____
_____   _____   _____

DAY 7

DATE: _____

| M | T | W | T | F | S | S |

MOOD:
- ☐ Fabulous ☐ Sad
- ☐ Happy   ☐ Angry

BREAKFAST	LUNCH	DINNER
_____	_____	_____
_____	_____	_____
_____	_____	_____
_____	_____	_____
_____	_____	_____

SNACKS	HEALTHY FOOD	UNHEALTHY FOOD
_____	_____	_____
_____	_____	_____
_____	_____	_____
_____	_____	_____

CALORIES : _____
PROTEIN : _____
FIBER : _____

WEIGHT : _____ Lbs/Kg
SLEEP : _____ Hours
WATER : _____ Cups

EXERCISE	SET / REPS / DISTANCE	TIME
_____	_____	_____
_____	_____	_____
_____	_____	_____
_____	_____	_____
_____	_____	_____
_____	_____	_____
_____	_____	_____

DAY 8

DATE: _____

| M | T | W | T | F | S | S |

MOOD:
- ❏ Fabulous ❏ Sad
- ❏ Happy ❏ Angry

BREAKFAST	LUNCH	DINNER
_____	_____	_____
_____	_____	_____
_____	_____	_____
_____	_____	_____
_____	_____	_____

SNACKS	HEALTHY FOOD	UNHEALTHY FOOD
_____	_____	_____
_____	_____	_____
_____	_____	_____
_____	_____	_____
_____	_____	_____

CALORIES : _____
PROTEIN : _____
FIBER : _____

WEIGHT : _____ Lbs/Kg
SLEEP : _____ Hours
WATER : _____ Cups

EXERCISE	SET / REPS / DISTANCE	TIME
_____	_____	_____
_____	_____	_____
_____	_____	_____
_____	_____	_____
_____	_____	_____
_____	_____	_____
_____	_____	_____
_____	_____	_____

DAY 9

DATE: _____

| M | T | W | T | F | S | S |

MOOD:
- ❏ Fabulous ❏ Sad
- ❏ Happy ❏ Angry

BREAKFAST	LUNCH	DINNER
_____	_____	_____
_____	_____	_____
_____	_____	_____
_____	_____	_____
_____	_____	_____

SNACKS	HEALTHY FOOD	UNHEALTHY FOOD
_____	_____	_____
_____	_____	_____
_____	_____	_____
_____	_____	_____
_____	_____	_____

CALORIES : _____

PROTEIN : _____

FIBER : _____

WEIGHT : _____ Lbs/Kg

SLEEP : _____ Hours

WATER : _____ Cups

EXERCISE	SET / REPS / DISTANCE	TIME
_____	_____	_____
_____	_____	_____
_____	_____	_____
_____	_____	_____
_____	_____	_____
_____	_____	_____
_____	_____	_____

DAY 10

DATE: _____

| M | T | W | T | F | S | S |

MOOD:
- ❏ Fabulous   ❏ Sad
- ❏ Happy   ❏ Angry

BREAKFAST	LUNCH	DINNER
_____	_____	_____
_____	_____	_____
_____	_____	_____
_____	_____	_____
_____	_____	_____

SNACKS	HEALTHY FOOD	UNHEALTHY FOOD
_____	_____	_____
_____	_____	_____
_____	_____	_____
_____	_____	_____

CALORIES : _____
PROTEIN : _____
FIBER : _____

WEIGHT : _____ Lbs/Kg
SLEEP : _____ Hours
WATER : _____ Cups

EXERCISE	SET / REPS / DISTANCE	TIME
_____	_____	_____
_____	_____	_____
_____	_____	_____
_____	_____	_____
_____	_____	_____
_____	_____	_____
_____	_____	_____
_____	_____	_____

DAY 10
~ Only way to get started? Stop talking, Act now! ~

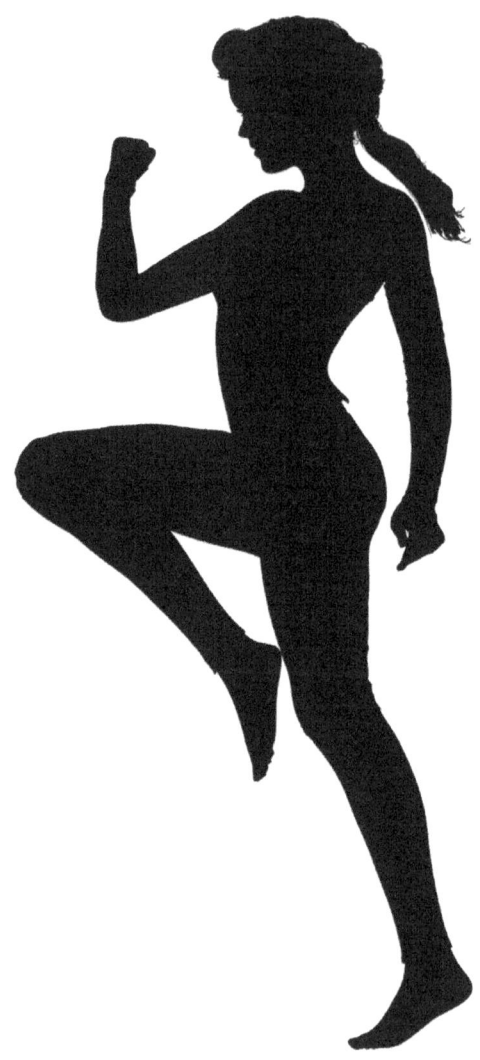

Arm: _____

Chest: _____

Waist: _____

Belly: _____

Hip: _____

Thigh: _____

Calf: _____

Weight: _____

BMI Level: _____

Review Of 10 Days

What Worked?

_____
_____
_____
_____
_____
_____
_____

What Does Not Work?

_____
_____
_____
_____
_____
_____
_____

DAY 11

DATE: _____

| M | T | W | T | F | S | S |

MOOD:
- ❏ Fabulous ❏ Sad
- ❏ Happy ❏ Angry

BREAKFAST
_____
_____
_____
_____
_____

LUNCH
_____
_____
_____
_____
_____

DINNER
_____
_____
_____
_____
_____

SNACKS
_____
_____
_____
_____
_____

HEALTHY FOOD
_____
_____
_____
_____
_____

UNHEALTHY FOOD
_____
_____
_____
_____
_____

CALORIES : _____
PROTEIN : _____
FIBER : _____

WEIGHT : _____ Lbs/Kg
SLEEP : _____ Hours
WATER : _____ Cups

EXERCISE   SET / REPS / DISTANCE   TIME

_____   _____   _____
_____   _____   _____
_____   _____   _____
_____   _____   _____
_____   _____   _____
_____   _____   _____
_____   _____   _____

DAY 12

DATE: _____

M	T	W	T	F	S	S

MOOD:
- ❏ Fabulous ❏ Sad
- ❏ Happy ❏ Angry

BREAKFAST	LUNCH	DINNER

SNACKS	HEALTHY FOOD	UNHEALTHY FOOD

CALORIES : _____
PROTEIN : _____
FIBER : _____

WEIGHT : _____ Lbs/Kg
SLEEP : _____ Hours
WATER : _____ Cups

EXERCISE	SET / REPS / DISTANCE	TIME

DAY 13

DATE: _____

| M | T | W | T | F | S | S |

MOOD:
- ☐ Fabulous ☐ Sad
- ☐ Happy   ☐ Angry

BREAKFAST	LUNCH	DINNER
_____	_____	_____
_____	_____	_____
_____	_____	_____
_____	_____	_____
_____	_____	_____

SNACKS	HEALTHY FOOD	UNHEALTHY FOOD
_____	_____	_____
_____	_____	_____
_____	_____	_____
_____	_____	_____
_____	_____	_____

CALORIES : _____
PROTEIN : _____
FIBER : _____

WEIGHT : _____ Lbs/Kg
SLEEP : _____ Hours
WATER : _____ Cups

EXERCISE   **SET / REPS / DISTANCE   TIME**

_____   _____ _____
_____   _____ _____
_____   _____ _____
_____   _____ _____
_____   _____ _____
_____   _____ _____
_____   _____ _____

DAY 14

DATE: _____

| M | T | W | T | F | S | S |

MOOD:
- ☐ Fabulous ☐ Sad
- ☐ Happy   ☐ Angry

BREAKFAST	LUNCH	DINNER
_____	_____	_____
_____	_____	_____
_____	_____	_____
_____	_____	_____
_____	_____	_____

SNACKS	HEALTHY FOOD	UNHEALTHY FOOD
_____	_____	_____
_____	_____	_____
_____	_____	_____
_____	_____	_____
_____	_____	_____

CALORIES : _____
PROTEIN : _____
FIBER : _____

WEIGHT : _____ Lbs/Kg
SLEEP : _____ Hours
WATER : _____ Cups

EXERCISE	SET / REPS / DISTANCE	TIME
_____	_____	_____
_____	_____	_____
_____	_____	_____
_____	_____	_____
_____	_____	_____
_____	_____	_____
_____	_____	_____
_____	_____	_____

DAY 15

| M | T | W | T | F | S | S |

DATE: _____

MOOD:
- ☐ Fabulous   ☐ Sad
- ☐ Happy   ☐ Angry

BREAKFAST	LUNCH	DINNER
SNACKS	HEALTHY FOOD	UNHEALTHY FOOD

CALORIES : _____
PROTEIN : _____
FIBER : _____

WEIGHT : _____ Lbs/Kg
SLEEP : _____ Hours
WATER : _____ Cups

EXERCISE	SET / REPS / DISTANCE	TIME

DAY 16

DATE: _____

M	T	W	T	F	S	S

MOOD:
- ☐ Fabulous ☐ Sad
- ☐ Happy   ☐ Angry

BREAKFAST
_____
_____
_____
_____
_____

LUNCH
_____
_____
_____
_____
_____

DINNER
_____
_____
_____
_____
_____

SNACKS
_____
_____
_____
_____
_____

HEALTHY FOOD
_____
_____
_____
_____
_____

UNHEALTHY FOOD
_____
_____
_____
_____
_____

CALORIES : _____
PROTEIN : _____
FIBER : _____

WEIGHT : _____ Lbs/Kg
SLEEP : _____ Hours
WATER : _____ Cups

EXERCISE   **SET / REPS / DISTANCE**   **TIME**
_____   _____   _____
_____   _____   _____
_____   _____   _____
_____   _____   _____
_____   _____   _____
_____   _____   _____
_____   _____   _____
_____   _____   _____

DAY 17

DATE: _____

| M | T | W | T | F | S | S |

MOOD:
- ☐ Fabulous ☐ Sad
- ☐ Happy   ☐ Angry

BREAKFAST
_____
_____
_____
_____
_____

LUNCH
_____
_____
_____
_____
_____

DINNER
_____
_____
_____
_____
_____

SNACKS
_____
_____
_____
_____
_____

HEALTHY FOOD
_____
_____
_____
_____
_____

UNHEALTHY FOOD
_____
_____
_____
_____
_____

CALORIES : _____
PROTEIN : _____
FIBER : _____

WEIGHT : _____ Lbs/Kg
SLEEP : _____ Hours
WATER : _____ Cups

EXERCISE | SET / REPS / DISTANCE | TIME
_____   _____   _____
_____   _____   _____
_____   _____   _____
_____   _____   _____
_____   _____   _____
_____   _____   _____
_____   _____   _____

DAY 18

DATE: _____

M	T	W	T	F	S	S

MOOD:
- ☐ Fabulous ☐ Sad
- ☐ Happy ☐ Angry

BREAKFAST	LUNCH	DINNER
_____	_____	_____
_____	_____	_____
_____	_____	_____
_____	_____	_____
_____	_____	_____

SNACKS	HEALTHY FOOD	UNHEALTHY FOOD
_____	_____	_____
_____	_____	_____
_____	_____	_____
_____	_____	_____

CALORIES : _____
PROTEIN : _____
FIBER : _____

WEIGHT : _____ Lbs/Kg
SLEEP : _____ Hours
WATER : _____ Cups

EXERCISE	SET / REPS / DISTANCE	TIME
_____	_____	_____
_____	_____	_____
_____	_____	_____
_____	_____	_____
_____	_____	_____
_____	_____	_____
_____	_____	_____
_____	_____	_____

DAY 19

DATE: _____

| M | T | W | T | F | S | S |

MOOD:
- ☐ Fabulous ☐ Sad
- ☐ Happy ☐ Angry

BREAKFAST
_____
_____
_____
_____
_____

LUNCH
_____
_____
_____
_____
_____

DINNER
_____
_____
_____
_____
_____

SNACKS
_____
_____
_____
_____

HEALTHY FOOD
_____
_____
_____
_____

UNHEALTHY FOOD
_____
_____
_____
_____

CALORIES : _____
PROTEIN : _____
FIBER : _____

WEIGHT : _____ Lbs/Kg
SLEEP : _____ Hours
WATER : _____ Cups

EXERCISE | SET / REPS / DISTANCE | TIME

_____ _____ _____
_____ _____ _____
_____ _____ _____
_____ _____ _____
_____ _____ _____
_____ _____ _____
_____ _____ _____

DAY 20

DATE: _____

| M | T | W | T | F | S | S |

MOOD:
- ☐ Fabulous   ☐ Sad
- ☐ Happy   ☐ Angry

BREAKFAST	LUNCH	DINNER
_____	_____	_____
_____	_____	_____
_____	_____	_____
_____	_____	_____
_____	_____	_____

SNACKS	HEALTHY FOOD	UNHEALTHY FOOD
_____	_____	_____
_____	_____	_____
_____	_____	_____
_____	_____	_____
_____	_____	_____

CALORIES : _____
PROTEIN : _____
FIBER : _____

WEIGHT : _____ Lbs/Kg
SLEEP : _____ Hours
WATER : _____ Cups

EXERCISE	SET / REPS / DISTANCE	TIME
_____	_____	_____
_____	_____	_____
_____	_____	_____
_____	_____	_____
_____	_____	_____
_____	_____	_____
_____	_____	_____
_____	_____	_____

DAY 20
~ Action + Work + Perseverance = Success ~

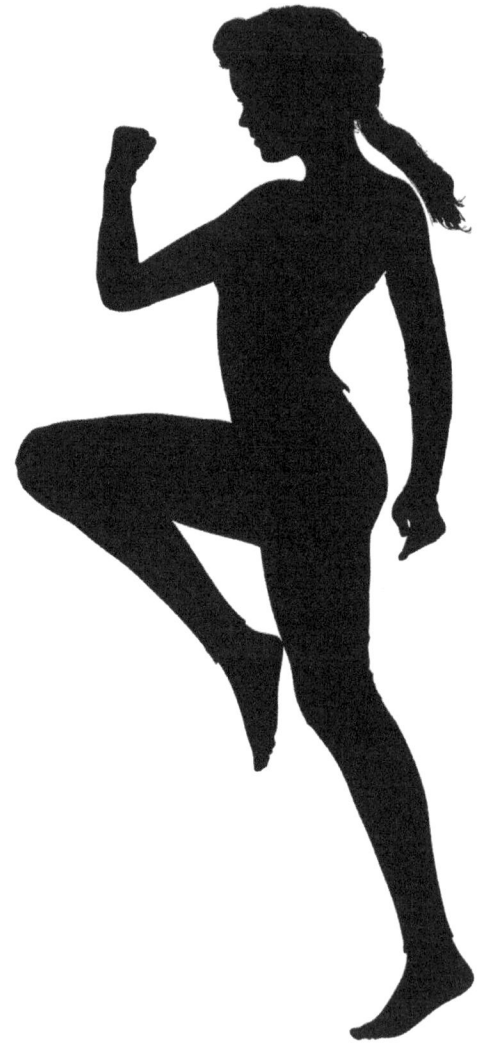

Arm: _____

Chest: _____

Waist: _____

Belly: _____

Hip: _____

Thigh: _____

Calf: _____

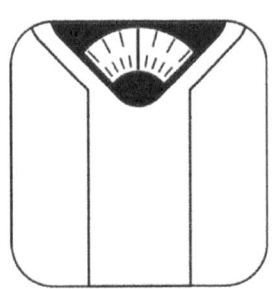

Weight: _____

BMI Level: _____

Review Of 20 Days

What Worked?

_____

_____

_____

_____

_____

_____

_____

What Does Not Work?

_____

_____

_____

_____

_____

_____

_____

DAY 21

DATE: _____

M	T	W	T	F	S	S

MOOD:
☐ Fabulous ☐ Sad
☐ Happy ☐ Angry

BREAKFAST
_____
_____
_____
_____
_____

LUNCH
_____
_____
_____
_____
_____

DINNER
_____
_____
_____
_____
_____

SNACKS
_____
_____
_____
_____
_____

HEALTHY FOOD
_____
_____
_____
_____
_____

UNHEALTHY FOOD
_____
_____
_____
_____
_____

CALORIES : _____
PROTEIN : _____
FIBER : _____

WEIGHT : _____ Lbs/Kg
SLEEP : _____ Hours
WATER : _____ Cups

EXERCISE   **SET / REPS / DISTANCE   TIME**

_____   _____   _____
_____   _____   _____
_____   _____   _____
_____   _____   _____
_____   _____   _____
_____   _____   _____
_____   _____   _____
_____   _____   _____

DAY 22

DATE: _____

| M | T | W | T | F | S | S |

MOOD:
- ❑ Fabulous ❑ Sad
- ❑ Happy   ❑ Angry

BREAKFAST	LUNCH	DINNER
_____	_____	_____
_____	_____	_____
_____	_____	_____
_____	_____	_____

SNACKS	HEALTHY FOOD	UNHEALTHY FOOD
_____	_____	_____
_____	_____	_____
_____	_____	_____
_____	_____	_____

CALORIES : _____
PROTEIN : _____
FIBER : _____

WEIGHT : _____ Lbs/Kg
SLEEP : _____ Hours
WATER : _____ Cups

EXERCISE	SET / REPS / DISTANCE	TIME
_____	_____	_____
_____	_____	_____
_____	_____	_____
_____	_____	_____
_____	_____	_____
_____	_____	_____
_____	_____	_____

DAY 23

DATE: _____

| M | T | W | T | F | S | S |

MOOD:
- ❑ Fabulous   ❑ Sad
- ❑ Happy   ❑ Angry

BREAKFAST	LUNCH	DINNER
_____	_____	_____
_____	_____	_____
_____	_____	_____
_____	_____	_____

SNACKS	HEALTHY FOOD	UNHEALTHY FOOD
_____	_____	_____
_____	_____	_____
_____	_____	_____
_____	_____	_____

CALORIES : _____
PROTEIN : _____
FIBER : _____

WEIGHT : _____ Lbs/Kg
SLEEP : _____ Hours
WATER : _____ Cups

EXERCISE	SET / REPS / DISTANCE	TIME
_____	_____	_____
_____	_____	_____
_____	_____	_____
_____	_____	_____
_____	_____	_____
_____	_____	_____
_____	_____	_____

DAY 24

DATE: _____

| M | T | W | T | F | S | S |

MOOD:
- ❏ Fabulous   ❏ Sad
- ❏ Happy   ❏ Angry

BREAKFAST	LUNCH	DINNER
_____	_____	_____
_____	_____	_____
_____	_____	_____
_____	_____	_____
_____	_____	_____

SNACKS	HEALTHY FOOD	UNHEALTHY FOOD
_____	_____	_____
_____	_____	_____
_____	_____	_____
_____	_____	_____
_____	_____	_____

CALORIES : _____
PROTEIN : _____
FIBER : _____

WEIGHT : _____ Lbs/Kg
SLEEP : _____ Hours
WATER : _____ Cups

EXERCISE	SET / REPS / DISTANCE	TIME
_____	_____	_____
_____	_____	_____
_____	_____	_____
_____	_____	_____
_____	_____	_____
_____	_____	_____
_____	_____	_____
_____	_____	_____

DAY 25

DATE: _____

| M | T | W | T | F | S | S |

MOOD:
- ❏ Fabulous   ❏ Sad
- ❏ Happy   ❏ Angry

BREAKFAST	LUNCH	DINNER
_____	_____	_____
_____	_____	_____
_____	_____	_____
_____	_____	_____
_____	_____	_____

SNACKS	HEALTHY FOOD	UNHEALTHY FOOD
_____	_____	_____
_____	_____	_____
_____	_____	_____
_____	_____	_____

CALORIES : _____
PROTEIN : _____
FIBER : _____

WEIGHT : _____ Lbs/Kg
SLEEP : _____ Hours
WATER : _____ Cups

EXERCISE	SET / REPS / DISTANCE	TIME
_____	_____	_____
_____	_____	_____
_____	_____	_____
_____	_____	_____
_____	_____	_____
_____	_____	_____
_____	_____	_____

DAY 26

DATE: _____

| M | T | W | T | F | S | S |

MOOD:
- ☐ Fabulous ☐ Sad
- ☐ Happy ☐ Angry

BREAKFAST	LUNCH	DINNER
_____	_____	_____
_____	_____	_____
_____	_____	_____
_____	_____	_____
_____	_____	_____

SNACKS	HEALTHY FOOD	UNHEALTHY FOOD
_____	_____	_____
_____	_____	_____
_____	_____	_____
_____	_____	_____
_____	_____	_____

CALORIES : _____
PROTEIN : _____
FIBER : _____

WEIGHT : _____ Lbs/Kg
SLEEP : _____ Hours
WATER : _____ Cups

EXERCISE	SET / REPS / DISTANCE	TIME
_____	_____	_____
_____	_____	_____
_____	_____	_____
_____	_____	_____
_____	_____	_____
_____	_____	_____
_____	_____	_____

DAY 27

DATE: _____

| M | T | W | T | F | S | S |

MOOD:
- ☐ Fabulous ☐ Sad
- ☐ Happy ☐ Angry

BREAKFAST

LUNCH

DINNER

SNACKS

HEALTHY FOOD

UNHEALTHY FOOD

CALORIES : _____
PROTEIN : _____
FIBER : _____

WEIGHT : _____ Lbs/Kg
SLEEP : _____ Hours
WATER : _____ Cups

EXERCISE   SET / REPS / DISTANCE   TIME

DAY 28

DATE: _____

M	T	W	T	F	S	S

MOOD:
- ☐ Fabulous ☐ Sad
- ☐ Happy   ☐ Angry

BREAKFAST
_____
_____
_____
_____
_____

LUNCH
_____
_____
_____
_____
_____

DINNER
_____
_____
_____
_____
_____

SNACKS
_____
_____
_____
_____
_____

HEALTHY FOOD
_____
_____
_____
_____
_____

UNHEALTHY FOOD
_____
_____
_____
_____
_____

CALORIES : _____
PROTEIN : _____
FIBER : _____

WEIGHT : _____ Lbs/Kg
SLEEP : _____ Hours
WATER : _____ Cups

EXERCISE   **SET / REPS / DISTANCE**   **TIME**

_____   _____   _____
_____   _____   _____
_____   _____   _____
_____   _____   _____
_____   _____   _____
_____   _____   _____
_____   _____   _____
_____   _____   _____

DAY 29

| M | T | W | T | F | S | S |

DATE: _____

MOOD:
- ☐ Fabulous ☐ Sad
- ☐ Happy ☐ Angry

BREAKFAST	LUNCH	DINNER

SNACKS	HEALTHY FOOD	UNHEALTHY FOOD

CALORIES : _____
PROTEIN : _____
FIBER : _____

WEIGHT : _____ Lbs/Kg
SLEEP : _____ Hours
WATER : _____ Cups

EXERCISE	SET / REPS / DISTANCE	TIME

DAY 30

DATE: _____

| M | T | W | T | F | S | S |

MOOD:
- ☐ Fabulous ☐ Sad
- ☐ Happy ☐ Angry

BREAKFAST	LUNCH	DINNER
_____	_____	_____
_____	_____	_____
_____	_____	_____
_____	_____	_____
_____	_____	_____

SNACKS	HEALTHY FOOD	UNHEALTHY FOOD
_____	_____	_____
_____	_____	_____
_____	_____	_____
_____	_____	_____
_____	_____	_____

CALORIES : _____
PROTEIN : _____
FIBER : _____

WEIGHT : _____ Lbs/Kg
SLEEP : _____ Hours
WATER : _____ Cups

EXERCISE	SET / REPS / DISTANCE	TIME
_____	_____	_____
_____	_____	_____
_____	_____	_____
_____	_____	_____
_____	_____	_____
_____	_____	_____
_____	_____	_____

DAY 30

~ If you are afraid, only way to conquer it is to try. ~

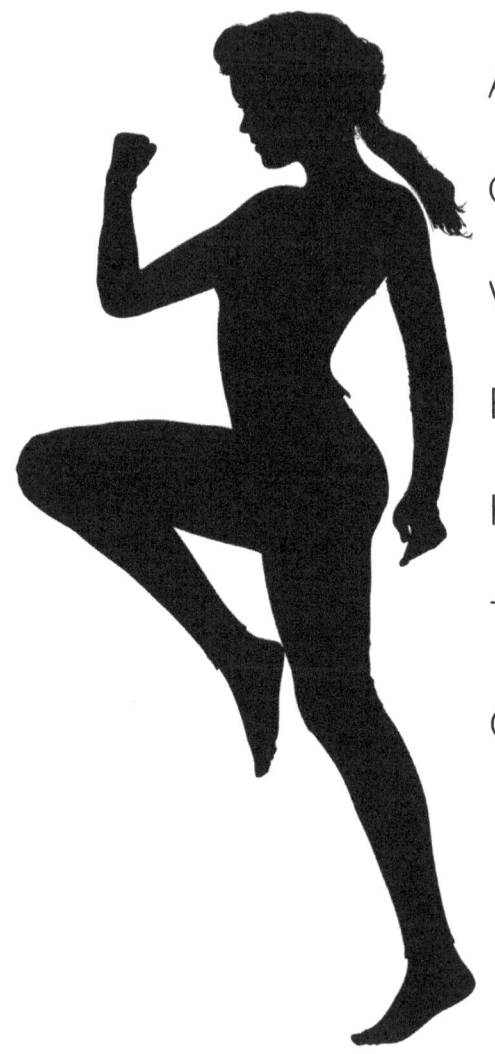

Arm: _____

Chest: _____

Waist: _____

Belly: _____

Hip: _____

Thigh: _____

Calf: _____

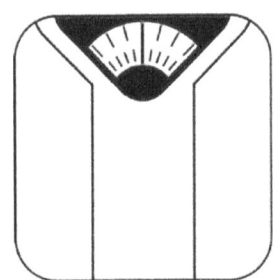

Weight: _____

BMI Level: _____

Review Of 30 Days

What Worked?

_____

_____

_____

_____

_____

_____

_____

What Does Not Work?

_____

_____

_____

_____

_____

_____

_____

DAY 31

DATE: _____

| M | T | W | T | F | S | S |

MOOD:
- ☐ Fabulous ☐ Sad
- ☐ Happy   ☐ Angry

BREAKFAST
_____
_____
_____
_____
_____

LUNCH
_____
_____
_____
_____
_____

DINNER
_____
_____
_____
_____
_____

SNACKS
_____
_____
_____
_____
_____

HEALTHY FOOD
_____
_____
_____
_____
_____

UNHEALTHY FOOD
_____
_____
_____
_____
_____

CALORIES : _____
PROTEIN : _____
FIBER : _____

WEIGHT : _____ Lbs/Kg
SLEEP : _____ Hours
WATER : _____ Cups

EXERCISE   **SET / REPS / DISTANCE   TIME**

_____   _____   _____
_____   _____   _____
_____   _____   _____
_____   _____   _____
_____   _____   _____
_____   _____   _____
_____   _____   _____
_____   _____   _____

DAY 32

DATE: _____

M	T	W	T	F	S	S

MOOD:
- ☐ Fabulous ☐ Sad
- ☐ Happy   ☐ Angry

BREAKFAST	LUNCH	DINNER
_____	_____	_____
_____	_____	_____
_____	_____	_____
_____	_____	_____
_____	_____	_____
SNACKS	**HEALTHY FOOD**	**UNHEALTHY FOOD**
_____	_____	_____
_____	_____	_____
_____	_____	_____
_____	_____	_____
_____	_____	_____

CALORIES : _____
PROTEIN : _____
FIBER : _____

WEIGHT : _____ Lbs/Kg
SLEEP : _____ Hours
WATER : _____ Cups

EXERCISE	SET / REPS / DISTANCE	TIME
_____	_____	_____
_____	_____	_____
_____	_____	_____
_____	_____	_____
_____	_____	_____
_____	_____	_____
_____	_____	_____
_____	_____	_____

DAY 33

DATE: _____

| M | T | W | T | F | S | S |

MOOD:
- ☐ Fabulous ☐ Sad
- ☐ Happy   ☐ Angry

BREAKFAST
_____
_____
_____
_____
_____

LUNCH
_____
_____
_____
_____
_____

DINNER
_____
_____
_____
_____
_____

SNACKS
_____
_____
_____
_____
_____

HEALTHY FOOD
_____
_____
_____
_____
_____

UNHEALTHY FOOD
_____
_____
_____
_____
_____

CALORIES : _____
PROTEIN : _____
FIBER : _____

WEIGHT : _____ Lbs/Kg
SLEEP : _____ Hours
WATER : _____ Cups

EXERCISE   **SET / REPS / DISTANCE**   **TIME**

_____   _____   _____
_____   _____   _____
_____   _____   _____
_____   _____   _____
_____   _____   _____
_____   _____   _____
_____   _____   _____
_____   _____   _____

DAY 34

DATE: _____

| M | T | W | T | F | S | S |

MOOD:
- ☐ Fabulous ☐ Sad
- ☐ Happy   ☐ Angry

BREAKFAST	LUNCH	DINNER

SNACKS	HEALTHY FOOD	UNHEALTHY FOOD

CALORIES : _____
PROTEIN : _____
FIBER : _____

WEIGHT : _____ Lbs/Kg
SLEEP : _____ Hours
WATER : _____ Cups

EXERCISE	SET / REPS / DISTANCE	TIME

DAY 35

DATE: _____

| M | T | W | T | F | S | S |

MOOD:
- ❏ Fabulous ❏ Sad
- ❏ Happy ❏ Angry

BREAKFAST
_____
_____
_____
_____
_____

LUNCH
_____
_____
_____
_____
_____

DINNER
_____
_____
_____
_____
_____

SNACKS
_____
_____
_____
_____
_____

HEALTHY FOOD
_____
_____
_____
_____
_____

UNHEALTHY FOOD
_____
_____
_____
_____
_____

CALORIES : _____
PROTEIN : _____
FIBER : _____

WEIGHT : _____ Lbs/Kg
SLEEP : _____ Hours
WATER : _____ Cups

EXERCISE   SET / REPS / DISTANCE   TIME

_____   _____   _____
_____   _____   _____
_____   _____   _____
_____   _____   _____
_____   _____   _____
_____   _____   _____
_____   _____   _____
_____   _____   _____

DAY 36

DATE: _____

| M | T | W | T | F | S | S |

MOOD:
- ☐ Fabulous ☐ Sad
- ☐ Happy   ☐ Angry

BREAKFAST

LUNCH

DINNER

SNACKS

HEALTHY FOOD

UNHEALTHY FOOD

CALORIES : _____
PROTEIN : _____
FIBER : _____

WEIGHT : _____ Lbs/Kg
SLEEP : _____ Hours
WATER : _____ Cups

EXERCISE   **SET / REPS / DISTANCE**   **TIME**

DAY 37

DATE: _____

M	T	W	T	F	S	S

MOOD:
- ☐ Fabulous ☐ Sad
- ☐ Happy ☐ Angry

BREAKFAST
_____
_____
_____
_____
_____

LUNCH
_____
_____
_____
_____
_____

DINNER
_____
_____
_____
_____
_____

SNACKS
_____
_____
_____
_____
_____

HEALTHY FOOD
_____
_____
_____
_____
_____

UNHEALTHY FOOD
_____
_____
_____
_____
_____

CALORIES: _____
PROTEIN: _____
FIBER: _____

WEIGHT: _____ Lbs/Kg
SLEEP: _____ Hours
WATER: _____ Cups

EXERCISE | SET / REPS / DISTANCE | TIME

_____ _____ _____
_____ _____ _____
_____ _____ _____
_____ _____ _____
_____ _____ _____
_____ _____ _____
_____ _____ _____
_____ _____ _____

DAY 38

DATE: _____

M	T	W	T	F	S	S

MOOD:
- ❏ Fabulous ❏ Sad
- ❏ Happy ❏ Angry

BREAKFAST
_____
_____
_____
_____
_____

LUNCH
_____
_____
_____
_____
_____

DINNER
_____
_____
_____
_____
_____

SNACKS
_____
_____
_____
_____
_____

HEALTHY FOOD
_____
_____
_____
_____
_____

UNHEALTHY FOOD
_____
_____
_____
_____
_____

CALORIES : _____
PROTEIN : _____
FIBER : _____

WEIGHT : _____ Lbs/Kg
SLEEP : _____ Hours
WATER : _____ Cups

EXERCISE | SET / REPS / DISTANCE | TIME

_____ _____ _____
_____ _____ _____
_____ _____ _____
_____ _____ _____
_____ _____ _____
_____ _____ _____
_____ _____ _____
_____ _____ _____

DAY 39

DATE: _____

| M | T | W | T | F | S | S |

MOOD:
- ☐ Fabulous ☐ Sad
- ☐ Happy   ☐ Angry

BREAKFAST
_____
_____
_____
_____
_____

LUNCH
_____
_____
_____
_____
_____

DINNER
_____
_____
_____
_____
_____

SNACKS
_____
_____
_____
_____
_____

HEALTHY FOOD
_____
_____
_____
_____
_____

UNHEALTHY FOOD
_____
_____
_____
_____
_____

CALORIES : _____
PROTEIN : _____
FIBER : _____

WEIGHT : _____ Lbs/Kg
SLEEP : _____ Hours
WATER : _____ Cups

EXERCISE   **SET / REPS / DISTANCE   TIME**

_____   _____ _____
_____   _____ _____
_____   _____ _____
_____   _____ _____
_____   _____ _____
_____   _____ _____
_____   _____ _____
_____   _____ _____

DAY 40

DATE: _____

M	T	W	T	F	S	S

MOOD:
- ☐ Fabulous ☐ Sad
- ☐ Happy   ☐ Angry

BREAKFAST	LUNCH	DINNER

SNACKS	HEALTHY FOOD	UNHEALTHY FOOD

CALORIES : _____
PROTEIN : _____
FIBER : _____

WEIGHT : _____ Lbs/Kg
SLEEP : _____ Hours
WATER : _____ Cups

EXERCISE	SET / REPS / DISTANCE	TIME

DAY 40
~ The best feeling comes after the most difficult climb ~

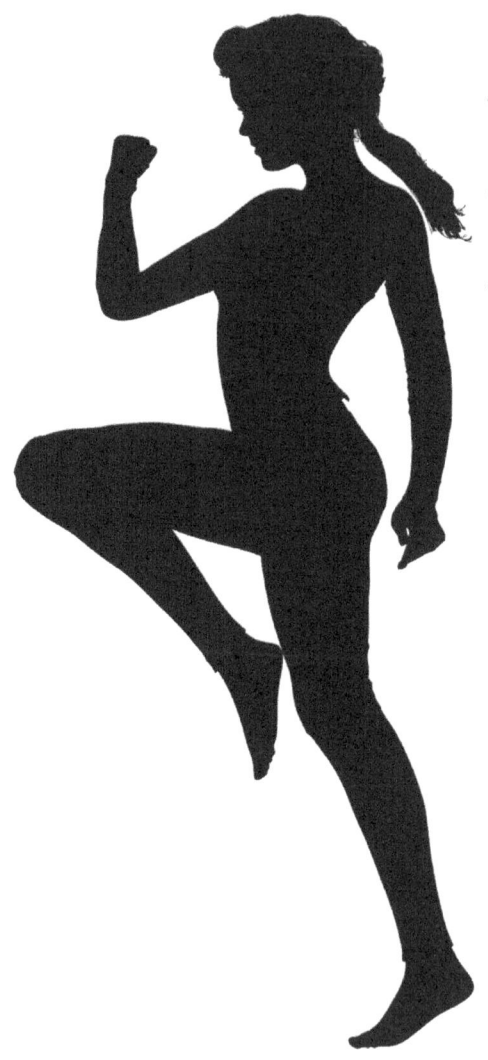

Arm: _____

Chest: _____

Waist: _____

Belly: _____

Hip: _____

Thigh: _____

Calf: _____

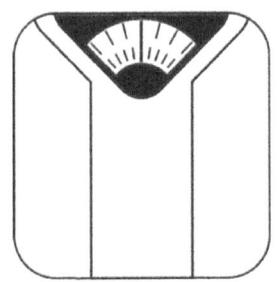

Weight: _____

BMI Level: _____

Review Of 40 Days

What Worked?

_____

_____

_____

_____

_____

_____

_____

What Does Not Work?

_____

_____

_____

_____

_____

_____

_____

DAY 41

DATE: _____

| M | T | W | T | F | S | S |

MOOD:
- ☐ Fabulous ☐ Sad
- ☐ Happy   ☐ Angry

BREAKFAST
_____
_____
_____
_____
_____

LUNCH
_____
_____
_____
_____
_____

DINNER
_____
_____
_____
_____
_____

SNACKS
_____
_____
_____
_____
_____

HEALTHY FOOD
_____
_____
_____
_____
_____

UNHEALTHY FOOD
_____
_____
_____
_____
_____

CALORIES : _____
PROTEIN : _____
FIBER : _____

WEIGHT : _____ Lbs/Kg
SLEEP : _____ Hours
WATER : _____ Cups

EXERCISE   **SET / REPS /DISTANCE   TIME**

_____   _____   _____
_____   _____   _____
_____   _____   _____
_____   _____   _____
_____   _____   _____
_____   _____   _____
_____   _____   _____

DAY 42

DATE: _____

| M | T | W | T | F | S | S |

MOOD:
- ☐ Fabulous   ☐ Sad
- ☐ Happy   ☐ Angry

BREAKFAST	LUNCH	DINNER
_____	_____	_____
_____	_____	_____
_____	_____	_____
_____	_____	_____
_____	_____	_____

SNACKS	HEALTHY FOOD	UNHEALTHY FOOD
_____	_____	_____
_____	_____	_____
_____	_____	_____
_____	_____	_____

CALORIES : _____
PROTEIN : _____
FIBER : _____

WEIGHT : _____ Lbs/Kg
SLEEP : _____ Hours
WATER : _____ Cups

EXERCISE	SET / REPS / DISTANCE	TIME
_____	_____	_____
_____	_____	_____
_____	_____	_____
_____	_____	_____
_____	_____	_____
_____	_____	_____
_____	_____	_____
_____	_____	_____

DAY 43

M	T	W	T	F	S	S

DATE: _____

MOOD:
- ☐ Fabulous ☐ Sad
- ☐ Happy ☐ Angry

BREAKFAST
_____
_____
_____
_____
_____

LUNCH
_____
_____
_____
_____
_____

DINNER
_____
_____
_____
_____
_____

SNACKS
_____
_____
_____
_____
_____

HEALTHY FOOD
_____
_____
_____
_____
_____

UNHEALTHY FOOD
_____
_____
_____
_____
_____

CALORIES : _____
PROTEIN : _____
FIBER : _____

WEIGHT : _____ Lbs/Kg
SLEEP : _____ Hours
WATER : _____ Cups

EXERCISE   **SET / REPS /DISTANCE   TIME**

_____   _____   _____
_____   _____   _____
_____   _____   _____
_____   _____   _____
_____   _____   _____
_____   _____   _____
_____   _____   _____
_____   _____   _____

DAY 44

DATE: _____

| M | T | W | T | F | S | S |

MOOD:
- ❑ Fabulous ❑ Sad
- ❑ Happy ❑ Angry

BREAKFAST
_____
_____
_____
_____
_____

LUNCH
_____
_____
_____
_____
_____

DINNER
_____
_____
_____
_____
_____

SNACKS
_____
_____
_____
_____
_____

HEALTHY FOOD
_____
_____
_____
_____
_____

UNHEALTHY FOOD
_____
_____
_____
_____
_____

CALORIES : _____
PROTEIN : _____
FIBER : _____

WEIGHT : _____ Lbs/Kg
SLEEP : _____ Hours
WATER : _____ Cups

EXERCISE   SET / REPS / DISTANCE   TIME

_____   _____   _____
_____   _____   _____
_____   _____   _____
_____   _____   _____
_____   _____   _____
_____   _____   _____
_____   _____   _____

DAY 45

DATE: _____

| M | T | W | T | F | S | S |

MOOD:
- ❏ Fabulous ❏ Sad
- ❏ Happy   ❏ Angry

BREAKFAST
_____
_____
_____
_____
_____

LUNCH
_____
_____
_____
_____
_____

DINNER
_____
_____
_____
_____
_____

SNACKS
_____
_____
_____
_____
_____

HEALTHY FOOD
_____
_____
_____
_____
_____

UNHEALTHY FOOD
_____
_____
_____
_____
_____

CALORIES : _____
PROTEIN : _____
FIBER : _____

WEIGHT : _____ Lbs/Kg
SLEEP : _____ Hours
WATER : _____ Cups

EXERCISE   **SET / REPS / DISTANCE   TIME**
_____   _____   _____
_____   _____   _____
_____   _____   _____
_____   _____   _____
_____   _____   _____
_____   _____   _____
_____   _____   _____

DAY 46

DATE: _____

| M | T | W | T | F | S | S |

MOOD:
- ☐ Fabulous ☐ Sad
- ☐ Happy   ☐ Angry

BREAKFAST	LUNCH	DINNER
_____	_____	_____
_____	_____	_____
_____	_____	_____
_____	_____	_____
_____	_____	_____

SNACKS	HEALTHY FOOD	UNHEALTHY FOOD
_____	_____	_____
_____	_____	_____
_____	_____	_____
_____	_____	_____
_____	_____	_____

CALORIES : _____
PROTEIN : _____
FIBER : _____

WEIGHT : _____ Lbs/Kg
SLEEP : _____ Hours
WATER : _____ Cups

EXERCISE	SET / REPS / DISTANCE	TIME
_____	_____	_____
_____	_____	_____
_____	_____	_____
_____	_____	_____
_____	_____	_____
_____	_____	_____
_____	_____	_____
_____	_____	_____

DAY 47

DATE: _____

| M | T | W | T | F | S | S |

MOOD:
☐ Fabulous ☐ Sad
☐ Happy ☐ Angry

BREAKFAST **LUNCH** **DINNER**

SNACKS **HEALTHY FOOD** **UNHEALTHY FOOD**

CALORIES : _____
PROTEIN : _____
FIBER : _____

WEIGHT : _____ Lbs/Kg
SLEEP : _____ Hours
WATER : _____ Cups

EXERCISE **SET / REPS / DISTANCE** **TIME**

DAY 48

DATE: _____

M	T	W	T	F	S	S

MOOD:
- ☐ Fabulous ☐ Sad
- ☐ Happy ☐ Angry

BREAKFAST	LUNCH	DINNER
_____	_____	_____
_____	_____	_____
_____	_____	_____
_____	_____	_____
_____	_____	_____

SNACKS	HEALTHY FOOD	UNHEALTHY FOOD
_____	_____	_____
_____	_____	_____
_____	_____	_____
_____	_____	_____
_____	_____	_____

CALORIES : _____
PROTEIN : _____
FIBER : _____

WEIGHT : _____ Lbs/Kg
SLEEP : _____ Hours
WATER : _____ Cups

EXERCISE	SET / REPS /DISTANCE	TIME
_____	_____	_____
_____	_____	_____
_____	_____	_____
_____	_____	_____
_____	_____	_____
_____	_____	_____
_____	_____	_____
_____	_____	_____

DAY 49

DATE: _____

| M | T | W | T | F | S | S |

MOOD:
- ☐ Fabulous ☐ Sad
- ☐ Happy ☐ Angry

BREAKFAST	LUNCH	DINNER
_____	_____	_____
_____	_____	_____
_____	_____	_____
_____	_____	_____
_____	_____	_____

SNACKS	HEALTHY FOOD	UNHEALTHY FOOD
_____	_____	_____
_____	_____	_____
_____	_____	_____
_____	_____	_____
_____	_____	_____

CALORIES : _____   WEIGHT : _____ Lbs/Kg
PROTEIN : _____   SLEEP : _____ Hours
FIBER : _____   WATER : _____ Cups

EXERCISE	SET / REPS / DISTANCE	TIME
_____	_____	_____
_____	_____	_____
_____	_____	_____
_____	_____	_____
_____	_____	_____
_____	_____	_____
_____	_____	_____
_____	_____	_____

DAY 50

DATE: _____

| M | T | W | T | F | S | S |

MOOD:
- ☐ Fabulous ☐ Sad
- ☐ Happy ☐ Angry

BREAKFAST	LUNCH	DINNER
_____	_____	_____
_____	_____	_____
_____	_____	_____
_____	_____	_____
_____	_____	_____

SNACKS	HEALTHY FOOD	UNHEALTHY FOOD
_____	_____	_____
_____	_____	_____
_____	_____	_____
_____	_____	_____

CALORIES : _____
PROTEIN : _____
FIBER : _____

WEIGHT : _____ Lbs/Kg
SLEEP : _____ Hours
WATER : _____ Cups

EXERCISE	SET / REPS / DISTANCE	TIME
_____	_____	_____
_____	_____	_____
_____	_____	_____
_____	_____	_____
_____	_____	_____
_____	_____	_____
_____	_____	_____
_____	_____	_____

DAY 50

~ Rather than live sitting down, I would rather die on an adventure. ~

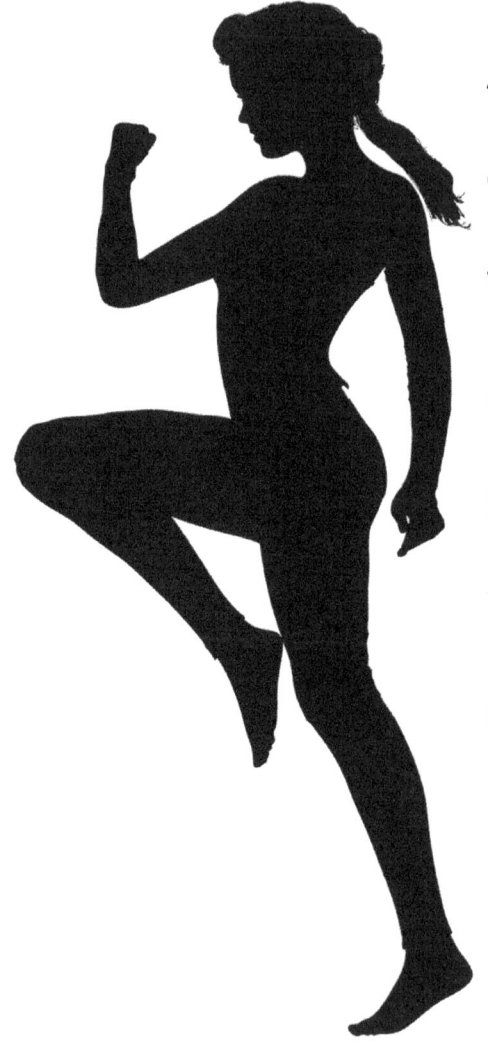

Arm: _____

Chest: _____

Waist: _____

Belly: _____

Hip: _____

Thigh: _____

Calf: _____

Weight: _____

BMI Level: _____

Review Of 50 Days

What Worked?

_____

_____

_____

_____

_____

_____

_____

What Does Not Work?

_____

_____

_____

_____

_____

_____

_____

DAY 51

DATE: _____

| M | T | W | T | F | S | S |

MOOD:
- ☐ Fabulous ☐ Sad
- ☐ Happy ☐ Angry

BREAKFAST	LUNCH	DINNER
_____	_____	_____
_____	_____	_____
_____	_____	_____
_____	_____	_____
_____	_____	_____

SNACKS	HEALTHY FOOD	UNHEALTHY FOOD
_____	_____	_____
_____	_____	_____
_____	_____	_____
_____	_____	_____
_____	_____	_____

CALORIES : _____
PROTEIN : _____
FIBER : _____

WEIGHT : _____ Lbs/Kg
SLEEP : _____ Hours
WATER : _____ Cups

EXERCISE	SET / REPS / DISTANCE	TIME
_____	_____	_____
_____	_____	_____
_____	_____	_____
_____	_____	_____
_____	_____	_____
_____	_____	_____
_____	_____	_____
_____	_____	_____

DAY 52

DATE: _____

| M | T | W | T | F | S | S |

MOOD:
- ☐ Fabulous ☐ Sad
- ☐ Happy   ☐ Angry

BREAKFAST	LUNCH	DINNER
_____	_____	_____
_____	_____	_____
_____	_____	_____
_____	_____	_____
_____	_____	_____

SNACKS	HEALTHY FOOD	UNHEALTHY FOOD
_____	_____	_____
_____	_____	_____
_____	_____	_____
_____	_____	_____
_____	_____	_____

CALORIES : _____
PROTEIN : _____
FIBER : _____

WEIGHT : _____ Lbs/Kg
SLEEP : _____ Hours
WATER : _____ Cups

EXERCISE	SET / REPS / DISTANCE	TIME
_____	_____	_____
_____	_____	_____
_____	_____	_____
_____	_____	_____
_____	_____	_____
_____	_____	_____
_____	_____	_____
_____	_____	_____

DAY 53

DATE: _____

| M | T | W | T | F | S | S |

MOOD:
- ❑ Fabulous ❑ Sad
- ❑ Happy ❑ Angry

BREAKFAST
_____
_____
_____
_____
_____

LUNCH
_____
_____
_____
_____
_____

DINNER
_____
_____
_____
_____
_____

SNACKS
_____
_____
_____
_____
_____

HEALTHY FOOD
_____
_____
_____
_____
_____

UNHEALTHY FOOD
_____
_____
_____
_____
_____

CALORIES : _____
PROTEIN : _____
FIBER : _____

WEIGHT : _____ Lbs/Kg
SLEEP : _____ Hours
WATER : _____ Cups

EXERCISE   **SET / REPS / DISTANCE   TIME**

_____   _____   _____
_____   _____   _____
_____   _____   _____
_____   _____   _____
_____   _____   _____
_____   _____   _____
_____   _____   _____
_____   _____   _____

DAY 54

DATE: _____

M	T	W	T	F	S	S

MOOD:
- ☐ Fabulous ☐ Sad
- ☐ Happy ☐ Angry

BREAKFAST	LUNCH	DINNER
_____	_____	_____
_____	_____	_____
_____	_____	_____
_____	_____	_____
_____	_____	_____

SNACKS	HEALTHY FOOD	UNHEALTHY FOOD
_____	_____	_____
_____	_____	_____
_____	_____	_____
_____	_____	_____
_____	_____	_____

CALORIES : _____
PROTEIN : _____
FIBER : _____

WEIGHT : _____ Lbs/Kg
SLEEP : _____ Hours
WATER : _____ Cups

EXERCISE	SET / REPS / DISTANCE	TIME
_____	_____	_____
_____	_____	_____
_____	_____	_____
_____	_____	_____
_____	_____	_____
_____	_____	_____
_____	_____	_____
_____	_____	_____

DAY 55

DATE: _____

| M | T | W | T | F | S | S |

MOOD:
- ☐ Fabulous ☐ Sad
- ☐ Happy   ☐ Angry

BREAKFAST
_____
_____
_____
_____
_____

LUNCH
_____
_____
_____
_____
_____

DINNER
_____
_____
_____
_____
_____

SNACKS
_____
_____
_____
_____

HEALTHY FOOD
_____
_____
_____
_____

UNHEALTHY FOOD
_____
_____
_____
_____

CALORIES : _____
PROTEIN : _____
FIBER : _____

WEIGHT : _____ Lbs/Kg
SLEEP : _____ Hours
WATER : _____ Cups

EXERCISE   SET / REPS / DISTANCE   TIME
_____   _____   _____
_____   _____   _____
_____   _____   _____
_____   _____   _____
_____   _____   _____
_____   _____   _____
_____   _____   _____
_____   _____   _____

DAY 56

DATE: _____

M	T	W	T	F	S	S

MOOD:
- ❏ Fabulous ❏ Sad
- ❏ Happy ❏ Angry

BREAKFAST
_____
_____
_____
_____
_____

LUNCH
_____
_____
_____
_____
_____

DINNER
_____
_____
_____
_____
_____

SNACKS
_____
_____
_____
_____
_____

HEALTHY FOOD
_____
_____
_____
_____
_____

UNHEALTHY FOOD
_____
_____
_____
_____
_____

CALORIES : _____
PROTEIN : _____
FIBER : _____

WEIGHT : _____ Lbs/Kg
SLEEP : _____ Hours
WATER : _____ Cups

EXERCISE   **SET / REPS / DISTANCE**   **TIME**

_____   _____   _____
_____   _____   _____
_____   _____   _____
_____   _____   _____
_____   _____   _____
_____   _____   _____
_____   _____   _____
_____   _____   _____

DAY 57

DATE: _____

| M | T | W | T | F | S | S |

MOOD:
- ☐ Fabulous ☐ Sad
- ☐ Happy   ☐ Angry

BREAKFAST
_____
_____
_____
_____
_____

LUNCH
_____
_____
_____
_____
_____

DINNER
_____
_____
_____
_____
_____

SNACKS
_____
_____
_____
_____
_____

HEALTHY FOOD
_____
_____
_____
_____
_____

UNHEALTHY FOOD
_____
_____
_____
_____
_____

CALORIES : _____
PROTEIN : _____
FIBER : _____

WEIGHT : _____ Lbs/Kg
SLEEP : _____ Hours
WATER : _____ Cups

EXERCISE   **SET / REPS / DISTANCE**   **TIME**
_____   _____   _____
_____   _____   _____
_____   _____   _____
_____   _____   _____
_____   _____   _____
_____   _____   _____

DAY 58

DATE: _____

M	T	W	T	F	S	S

MOOD:
- ❏ Fabulous ❏ Sad
- ❏ Happy ❏ Angry

BREAKFAST
_____
_____
_____
_____
_____

LUNCH
_____
_____
_____
_____
_____

DINNER
_____
_____
_____
_____
_____

SNACKS
_____
_____
_____
_____
_____

HEALTHY FOOD
_____
_____
_____
_____
_____

UNHEALTHY FOOD
_____
_____
_____
_____
_____

CALORIES : _____
PROTEIN : _____
FIBER : _____

WEIGHT : _____ Lbs/Kg
SLEEP : _____ Hours
WATER : _____ Cups

EXERCISE   **SET / REPS / DISTANCE**   **TIME**

_____   _____   _____
_____   _____   _____
_____   _____   _____
_____   _____   _____
_____   _____   _____
_____   _____   _____
_____   _____   _____
_____   _____   _____
_____   _____   _____

DAY 59

DATE: _____

| M | T | W | T | F | S | S |

MOOD:
- ☐ Fabulous ☐ Sad
- ☐ Happy ☐ Angry

BREAKFAST
_____
_____
_____
_____
_____

LUNCH
_____
_____
_____
_____
_____

DINNER
_____
_____
_____
_____
_____

SNACKS
_____
_____
_____
_____
_____

HEALTHY FOOD
_____
_____
_____
_____
_____

UNHEALTHY FOOD
_____
_____
_____
_____
_____

CALORIES : _____
PROTEIN : _____
FIBER : _____

WEIGHT : _____ Lbs/Kg
SLEEP : _____ Hours
WATER : _____ Cups

EXERCISE   SET / REPS / DISTANCE   TIME

_____   _____   _____
_____   _____   _____
_____   _____   _____
_____   _____   _____
_____   _____   _____
_____   _____   _____
_____   _____   _____
_____   _____   _____

DAY 60

DATE: _____

| M | T | W | T | F | S | S |

MOOD:
- ☐ Fabulous ☐ Sad
- ☐ Happy ☐ Angry

BREAKFAST	LUNCH	DINNER
_____	_____	_____
_____	_____	_____
_____	_____	_____
_____	_____	_____
SNACKS	**HEALTHY FOOD**	**UNHEALTHY FOOD**
_____	_____	_____
_____	_____	_____
_____	_____	_____
_____	_____	_____

CALORIES : _____
PROTEIN : _____
FIBER : _____

WEIGHT : _____ Lbs/Kg
SLEEP : _____ Hours
WATER : _____ Cups

EXERCISE	SET / REPS /DISTANCE	TIME
_____	_____	_____
_____	_____	_____
_____	_____	_____
_____	_____	_____
_____	_____	_____
_____	_____	_____
_____	_____	_____

DAY 60
~ Actions are the best life lessons. ~

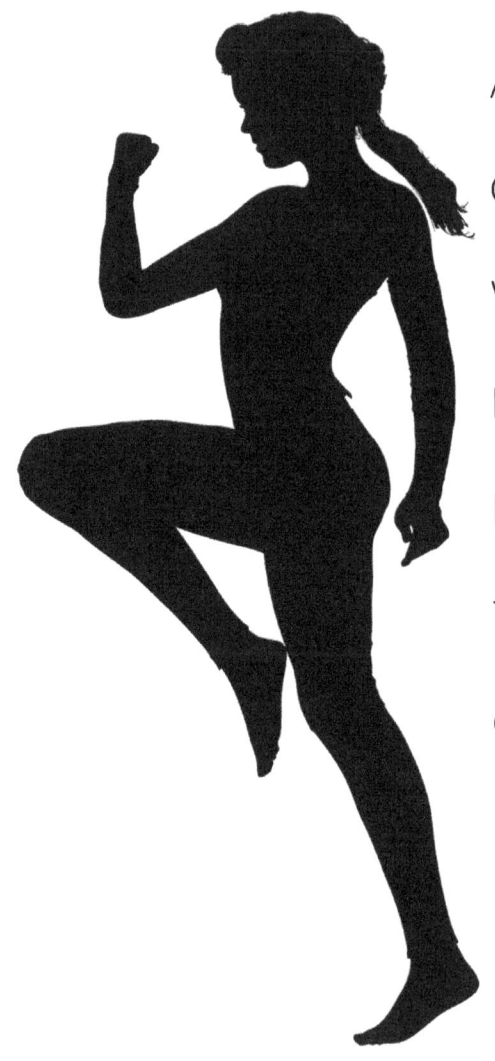

Arm: _____

Chest: _____

Waist: _____

Belly: _____

Hip: _____

Thigh: _____

Calf: _____

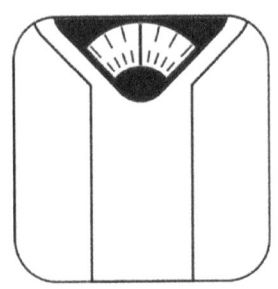

Weight: _____

BMI Level: _____

Review Of 60 Days

What Worked?

_____

_____

_____

_____

_____

_____

_____

What Does Not Work?

_____

_____

_____

_____

_____

_____

_____

DAY 61

M	T	W	T	F	S	S

DATE: _____

MOOD:
- ☐ Fabulous ☐ Sad
- ☐ Happy   ☐ Angry

BREAKFAST	LUNCH	DINNER
_____	_____	_____
_____	_____	_____
_____	_____	_____
_____	_____	_____
_____	_____	_____

SNACKS	HEALTHY FOOD	UNHEALTHY FOOD
_____	_____	_____
_____	_____	_____
_____	_____	_____
_____	_____	_____
_____	_____	_____

CALORIES : _____
PROTEIN : _____
FIBER : _____

WEIGHT : _____ Lbs/Kg
SLEEP : _____ Hours
WATER : _____ Cups

EXERCISE	SET / REPS / DISTANCE	TIME
_____	_____	_____
_____	_____	_____
_____	_____	_____
_____	_____	_____
_____	_____	_____
_____	_____	_____
_____	_____	_____

DAY 62

DATE: _____

M	T	W	T	F	S	S

MOOD:
- ☐ Fabulous ☐ Sad
- ☐ Happy   ☐ Angry

BREAKFAST
_____
_____
_____
_____
_____

LUNCH
_____
_____
_____
_____
_____

DINNER
_____
_____
_____
_____
_____

SNACKS
_____
_____
_____
_____
_____

HEALTHY FOOD
_____
_____
_____
_____
_____

UNHEALTHY FOOD
_____
_____
_____
_____
_____

CALORIES : _____
PROTEIN : _____
FIBER : _____

WEIGHT : _____ Lbs/Kg
SLEEP : _____ Hours
WATER : _____ Cups

EXERCISE   SET / REPS / DISTANCE   TIME

_____   _____   _____
_____   _____   _____
_____   _____   _____
_____   _____   _____
_____   _____   _____
_____   _____   _____
_____   _____   _____
_____   _____   _____
_____   _____   _____

DAY 63

DATE: _____

| M | T | W | T | F | S | S |

MOOD:
- ☐ Fabulous ☐ Sad
- ☐ Happy ☐ Angry

BREAKFAST	LUNCH	DINNER
_____	_____	_____
_____	_____	_____
_____	_____	_____
_____	_____	_____

SNACKS	HEALTHY FOOD	UNHEALTHY FOOD
_____	_____	_____
_____	_____	_____
_____	_____	_____
_____	_____	_____

CALORIES : _____

PROTEIN : _____

FIBER : _____

WEIGHT : _____ Lbs/Kg

SLEEP : _____ Hours

WATER : _____ Cups

EXERCISE	SET / REPS / DISTANCE	TIME
_____	_____	_____
_____	_____	_____
_____	_____	_____
_____	_____	_____
_____	_____	_____
_____	_____	_____
_____	_____	_____
_____	_____	_____

DAY 64

DATE: _____

M	T	W	T	F	S	S

MOOD:
- ❏ Fabulous ❏ Sad
- ❏ Happy   ❏ Angry

BREAKFAST
_____
_____
_____
_____
_____

LUNCH
_____
_____
_____
_____
_____

DINNER
_____
_____
_____
_____
_____

SNACKS
_____
_____
_____
_____
_____

HEALTHY FOOD
_____
_____
_____
_____
_____

UNHEALTHY FOOD
_____
_____
_____
_____
_____

CALORIES : _____
PROTEIN : _____
FIBER : _____

WEIGHT : _____ Lbs/Kg
SLEEP : _____ Hours
WATER : _____ Cups

EXERCISE   **SET / REPS / DISTANCE**   **TIME**
_____   _____   _____
_____   _____   _____
_____   _____   _____
_____   _____   _____
_____   _____   _____
_____   _____   _____
_____   _____   _____
_____   _____   _____

DAY 65

DATE: _____

| M | T | W | T | F | S | S |

MOOD:
- ☐ Fabulous ☐ Sad
- ☐ Happy ☐ Angry

BREAKFAST	LUNCH	DINNER
_____	_____	_____
_____	_____	_____
_____	_____	_____
_____	_____	_____
_____	_____	_____

SNACKS	HEALTHY FOOD	UNHEALTHY FOOD
_____	_____	_____
_____	_____	_____
_____	_____	_____
_____	_____	_____

CALORIES : _____
PROTEIN : _____
FIBER : _____

WEIGHT : _____ Lbs/Kg
SLEEP : _____ Hours
WATER : _____ Cups

EXERCISE	SET / REPS / DISTANCE	TIME
_____	_____	_____
_____	_____	_____
_____	_____	_____
_____	_____	_____
_____	_____	_____
_____	_____	_____
_____	_____	_____
_____	_____	_____

DAY 66

DATE: _____

M	T	W	T	F	S	S

MOOD:
- ❏ Fabulous ❏ Sad
- ❏ Happy ❏ Angry

BREAKFAST
_____
_____
_____
_____
_____

LUNCH
_____
_____
_____
_____
_____

DINNER
_____
_____
_____
_____
_____

SNACKS
_____
_____
_____
_____
_____

HEALTHY FOOD
_____
_____
_____
_____
_____

UNHEALTHY FOOD
_____
_____
_____
_____
_____

CALORIES : _____
PROTEIN : _____
FIBER : _____

WEIGHT : _____ Lbs/Kg
SLEEP : _____ Hours
WATER : _____ Cups

EXERCISE   SET / REPS / DISTANCE   TIME

_____   _____   _____
_____   _____   _____
_____   _____   _____
_____   _____   _____
_____   _____   _____
_____   _____   _____
_____   _____   _____
_____   _____   _____

DAY 67

M	T	W	T	F	S	S

DATE: _____

MOOD:
- ☐ Fabulous ☐ Sad
- ☐ Happy ☐ Angry

BREAKFAST
_____
_____
_____
_____
_____

LUNCH
_____
_____
_____
_____
_____

DINNER
_____
_____
_____
_____
_____

SNACKS
_____
_____
_____
_____
_____

HEALTHY FOOD
_____
_____
_____
_____
_____

UNHEALTHY FOOD
_____
_____
_____
_____
_____

CALORIES : _____
PROTEIN : _____
FIBER : _____

WEIGHT : _____ Lbs/Kg
SLEEP : _____ Hours
WATER : _____ Cups

EXERCISE   **SET / REPS / DISTANCE   TIME**

_____   _____ _____
_____   _____ _____
_____   _____ _____
_____   _____ _____
_____   _____ _____
_____   _____ _____
_____   _____ _____
_____   _____ _____

DAY 68

DATE: _____

M	T	W	T	F	S	S

MOOD:
- ☐ Fabulous ☐ Sad
- ☐ Happy   ☐ Angry

BREAKFAST

LUNCH

DINNER

SNACKS

HEALTHY FOOD

UNHEALTHY FOOD

CALORIES: _____

PROTEIN: _____

FIBER: _____

WEIGHT: _____ Lbs/Kg

SLEEP: _____ Hours

WATER: _____ Cups

EXERCISE   **SET / REPS / DISTANCE**   **TIME**

DAY 69

DATE: _____

| M | T | W | T | F | S | S |

MOOD:
- ☐ Fabulous ☐ Sad
- ☐ Happy   ☐ Angry

BREAKFAST
_____
_____
_____
_____
_____

LUNCH
_____
_____
_____
_____
_____

DINNER
_____
_____
_____
_____
_____

SNACKS
_____
_____
_____
_____

HEALTHY FOOD
_____
_____
_____
_____

UNHEALTHY FOOD
_____
_____
_____
_____

CALORIES : _____
PROTEIN : _____
FIBER : _____

WEIGHT : _____ Lbs/Kg
SLEEP : _____ Hours
WATER : _____ Cups

EXERCISE   SET / REPS / DISTANCE   TIME

_____   _____   _____
_____   _____   _____
_____   _____   _____
_____   _____   _____
_____   _____   _____
_____   _____   _____
_____   _____   _____
_____   _____   _____

DAY 70

DATE: _____

| M | T | W | T | F | S | S |

MOOD:
- ❏ Fabulous ❏ Sad
- ❏ Happy ❏ Angry

BREAKFAST	LUNCH	DINNER
_____	_____	_____
_____	_____	_____
_____	_____	_____
_____	_____	_____
_____	_____	_____

SNACKS	HEALTHY FOOD	UNHEALTHY FOOD
_____	_____	_____
_____	_____	_____
_____	_____	_____
_____	_____	_____
_____	_____	_____

CALORIES : _____
PROTEIN : _____
FIBER : _____

WEIGHT : _____ Lbs/Kg
SLEEP : _____ Hours
WATER : _____ Cups

EXERCISE	SET / REPS / DISTANCE	TIME
_____	_____	_____
_____	_____	_____
_____	_____	_____
_____	_____	_____
_____	_____	_____
_____	_____	_____
_____	_____	_____
_____	_____	_____

DAY 70
~ One thing to give up before success? Excuses. ~

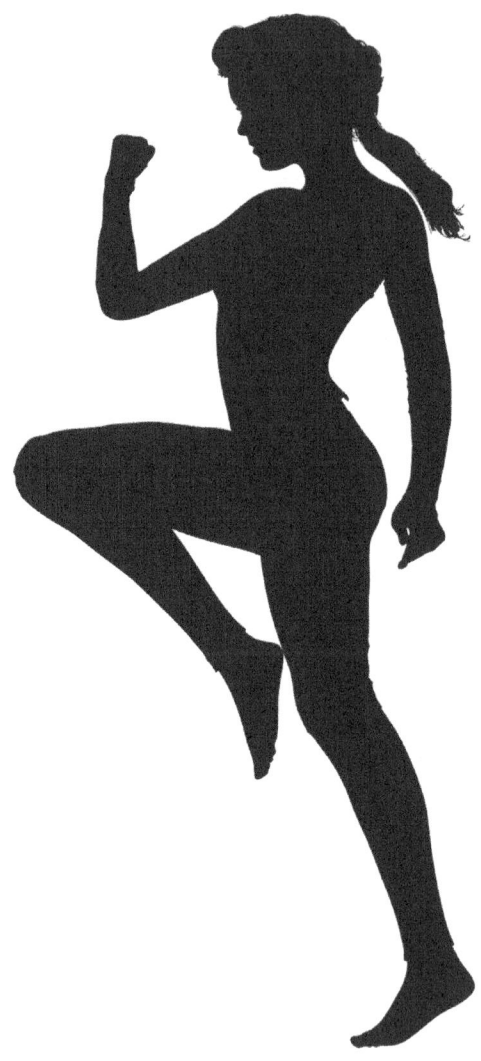

Arm: _____

Chest: _____

Waist: _____

Belly: _____

Hip: _____

Thigh: _____

Calf: _____

Weight: _____

BMI Level: _____

Review Of 70 Days

What Worked?

_____

_____

_____

_____

_____

_____

_____

What Does Not Work?

_____

_____

_____

_____

_____

_____

_____

DAY 71

DATE: _____

M	T	W	T	F	S	S

MOOD:
- ☐ Fabulous ☐ Sad
- ☐ Happy   ☐ Angry

BREAKFAST	LUNCH	DINNER
_____	_____	_____
_____	_____	_____
_____	_____	_____
_____	_____	_____
_____	_____	_____

SNACKS	HEALTHY FOOD	UNHEALTHY FOOD
_____	_____	_____
_____	_____	_____
_____	_____	_____
_____	_____	_____
_____	_____	_____

CALORIES : _____
PROTEIN : _____
FIBER : _____

WEIGHT : _____ Lbs/Kg
SLEEP : _____ Hours
WATER : _____ Cups

EXERCISE	SET / REPS /DISTANCE	TIME
_____	_____	_____
_____	_____	_____
_____	_____	_____
_____	_____	_____
_____	_____	_____
_____	_____	_____
_____	_____	_____
_____	_____	_____

DAY 72

DATE: _____

| M | T | W | T | F | S | S |

MOOD:
- ☐ Fabulous ☐ Sad
- ☐ Happy   ☐ Angry

BREAKFAST
_____
_____
_____
_____
_____

LUNCH
_____
_____
_____
_____
_____

DINNER
_____
_____
_____
_____
_____

SNACKS
_____
_____
_____
_____
_____

HEALTHY FOOD
_____
_____
_____
_____
_____

UNHEALTHY FOOD
_____
_____
_____
_____
_____

CALORIES : _____
PROTEIN : _____
FIBER : _____

WEIGHT : _____ Lbs/Kg
SLEEP : _____ Hours
WATER : _____ Cups

EXERCISE   **SET / REPS / DISTANCE**   **TIME**
_____   _____   _____
_____   _____   _____
_____   _____   _____
_____   _____   _____
_____   _____   _____
_____   _____   _____
_____   _____   _____
_____   _____   _____
_____   _____   _____

DAY 73

DATE: _____

| M | T | W | T | F | S | S |

MOOD:
- ❏ Fabulous ❏ Sad
- ❏ Happy   ❏ Angry

BREAKFAST	LUNCH	DINNER
SNACKS	HEALTHY FOOD	UNHEALTHY FOOD

CALORIES : _____
PROTEIN : _____
FIBER : _____

WEIGHT : _____ Lbs/Kg
SLEEP : _____ Hours
WATER : _____ Cups

EXERCISE   SET / REPS / DISTANCE   TIME

DAY 74

DATE: _____

| M | T | W | T | F | S | S |

MOOD:
- ☐ Fabulous ☐ Sad
- ☐ Happy   ☐ Angry

BREAKFAST
_____
_____
_____
_____
_____

LUNCH
_____
_____
_____
_____
_____

DINNER
_____
_____
_____
_____
_____

SNACKS
_____
_____
_____
_____
_____

HEALTHY FOOD
_____
_____
_____
_____
_____

UNHEALTHY FOOD
_____
_____
_____
_____
_____

CALORIES : _____
PROTEIN : _____
FIBER : _____

WEIGHT : _____ Lbs/Kg
SLEEP : _____ Hours
WATER : _____ Cups

EXERCISE   SET / REPS / DISTANCE   TIME
_____   _____   _____
_____   _____   _____
_____   _____   _____
_____   _____   _____
_____   _____   _____
_____   _____   _____
_____   _____   _____

DAY 75

M	T	W	T	F	S	S

DATE: _____

MOOD:
- ☐ Fabulous   ☐ Sad
- ☐ Happy   ☐ Angry

BREAKFAST	LUNCH	DINNER
_____	_____	_____
_____	_____	_____
_____	_____	_____
_____	_____	_____
_____	_____	_____

SNACKS	HEALTHY FOOD	UNHEALTHY FOOD
_____	_____	_____
_____	_____	_____
_____	_____	_____
_____	_____	_____
_____	_____	_____

CALORIES : _____   WEIGHT : _____ Lbs/Kg

PROTEIN : _____   SLEEP : _____ Hours

FIBER : _____   WATER : _____ Cups

EXERCISE   SET / REPS / DISTANCE   TIME

_____   _____   _____
_____   _____   _____
_____   _____   _____
_____   _____   _____
_____   _____   _____
_____   _____   _____
_____   _____   _____
_____   _____   _____

DAY 76

DATE: _____

| M | T | W | T | F | S | S |

MOOD:
- ❏ Fabulous ❏ Sad
- ❏ Happy ❏ Angry

BREAKFAST	LUNCH	DINNER
_____	_____	_____
_____	_____	_____
_____	_____	_____
_____	_____	_____
_____	_____	_____

SNACKS	HEALTHY FOOD	UNHEALTHY FOOD
_____	_____	_____
_____	_____	_____
_____	_____	_____
_____	_____	_____
_____	_____	_____

CALORIES : _____
PROTEIN : _____
FIBER : _____

WEIGHT : _____ Lbs/Kg
SLEEP : _____ Hours
WATER : _____ Cups

EXERCISE   SET / REPS / DISTANCE   TIME

_____   _____   _____
_____   _____   _____
_____   _____   _____
_____   _____   _____
_____   _____   _____
_____   _____   _____
_____   _____   _____
_____   _____   _____

DAY 77

DATE: _____

| M | T | W | T | F | S | S |

MOOD:
- ☐ Fabulous ☐ Sad
- ☐ Happy   ☐ Angry

BREAKFAST
_____
_____
_____
_____
_____

LUNCH
_____
_____
_____
_____
_____

DINNER
_____
_____
_____
_____
_____

SNACKS
_____
_____
_____
_____
_____

HEALTHY FOOD
_____
_____
_____
_____
_____

UNHEALTHY FOOD
_____
_____
_____
_____
_____

CALORIES : _____
PROTEIN : _____
FIBER : _____

WEIGHT : _____ Lbs/Kg
SLEEP : _____ Hours
WATER : _____ Cups

EXERCISE   SET / REPS / DISTANCE   TIME

_____   _____   _____
_____   _____   _____
_____   _____   _____
_____   _____   _____
_____   _____   _____
_____   _____   _____
_____   _____   _____
_____   _____   _____

DAY 78

DATE: _____

M	T	W	T	F	S	S

MOOD:
- ☐ Fabulous ☐ Sad
- ☐ Happy   ☐ Angry

BREAKFAST	LUNCH	DINNER
_____	_____	_____
_____	_____	_____
_____	_____	_____
_____	_____	_____
_____	_____	_____

SNACKS	HEALTHY FOOD	UNHEALTHY FOOD
_____	_____	_____
_____	_____	_____
_____	_____	_____
_____	_____	_____
_____	_____	_____

CALORIES : _____
PROTEIN : _____
FIBER : _____

WEIGHT : _____ Lbs/Kg
SLEEP : _____ Hours
WATER : _____ Cups

EXERCISE	SET / REPS / DISTANCE	TIME
_____	_____	_____
_____	_____	_____
_____	_____	_____
_____	_____	_____
_____	_____	_____
_____	_____	_____
_____	_____	_____
_____	_____	_____

DAY 79

| M | T | W | T | F | S | S |

DATE: _____

MOOD:
- ☐ Fabulous ☐ Sad
- ☐ Happy ☐ Angry

BREAKFAST
_____
_____
_____
_____
_____

LUNCH
_____
_____
_____
_____
_____

DINNER
_____
_____
_____
_____
_____

SNACKS
_____
_____
_____
_____

HEALTHY FOOD
_____
_____
_____
_____

UNHEALTHY FOOD
_____
_____
_____
_____

CALORIES : _____
PROTEIN : _____
FIBER : _____

WEIGHT : _____ Lbs/Kg
SLEEP : _____ Hours
WATER : _____ Cups

EXERCISE   **SET / REPS / DISTANCE   TIME**

_____   _____ _____
_____   _____ _____
_____   _____ _____
_____   _____ _____
_____   _____ _____
_____   _____ _____
_____   _____ _____

DAY 80

DATE: _____

M	T	W	T	F	S	S

MOOD:
- ☐ Fabulous ☐ Sad
- ☐ Happy   ☐ Angry

BREAKFAST
_____
_____
_____
_____
_____

LUNCH
_____
_____
_____
_____
_____

DINNER
_____
_____
_____
_____
_____

SNACKS
_____
_____
_____
_____
_____

HEALTHY FOOD
_____
_____
_____
_____
_____

UNHEALTHY FOOD
_____
_____
_____
_____
_____

CALORIES: _____
PROTEIN: _____
FIBER: _____

WEIGHT: _____ Lbs/Kg
SLEEP: _____ Hours
WATER: _____ Cups

EXERCISE | SET / REPS / DISTANCE | TIME

_____   _____   _____
_____   _____   _____
_____   _____   _____
_____   _____   _____
_____   _____   _____
_____   _____   _____
_____   _____   _____
_____   _____   _____

DAY 80
~ How to cross over mountains in life? Actions. ~

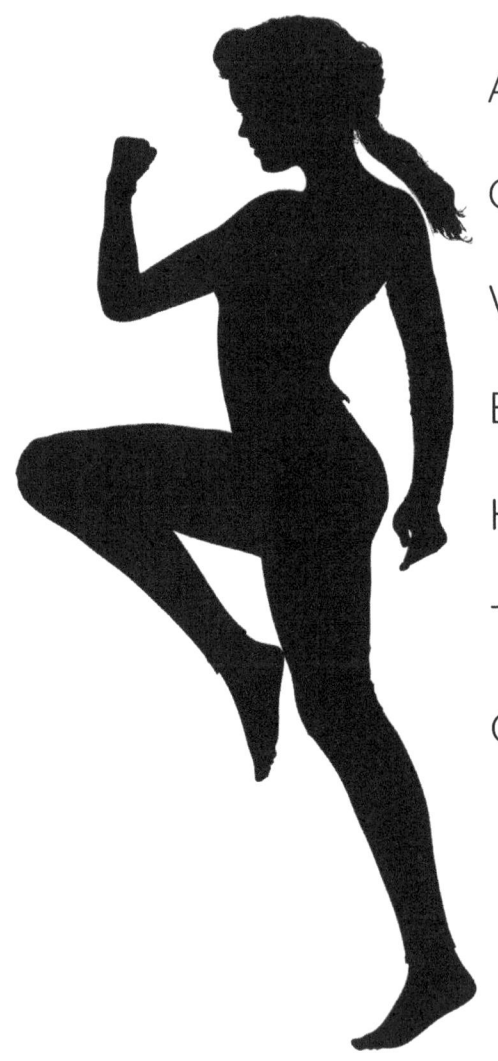

Arm: _____

Chest: _____

Waist: _____

Belly: _____

Hip: _____

Thigh: _____

Calf: _____

Weight: _____

BMI Level: _____

Review Of 80 Days

What Worked?

_____

_____

_____

_____

_____

_____

_____

What Does Not Work?

_____

_____

_____

_____

_____

_____

_____

DAY 81

DATE: _____

| M | T | W | T | F | S | S |

MOOD:
- ❑ Fabulous ❑ Sad
- ❑ Happy ❑ Angry

BREAKFAST	LUNCH	DINNER
_____	_____	_____
_____	_____	_____
_____	_____	_____
_____	_____	_____
_____	_____	_____

SNACKS	HEALTHY FOOD	UNHEALTHY FOOD
_____	_____	_____
_____	_____	_____
_____	_____	_____
_____	_____	_____
_____	_____	_____

CALORIES : _____
PROTEIN : _____
FIBER : _____

WEIGHT : _____ Lbs/Kg
SLEEP : _____ Hours
WATER : _____ Cups

EXERCISE	SET / REPS / DISTANCE	TIME
_____	_____	_____
_____	_____	_____
_____	_____	_____
_____	_____	_____
_____	_____	_____
_____	_____	_____
_____	_____	_____
_____	_____	_____

DAY 82

DATE: _____

M	T	W	T	F	S	S

MOOD:
- ❏ Fabulous ❏ Sad
- ❏ Happy ❏ Angry

BREAKFAST	LUNCH	DINNER
_____	_____	_____
_____	_____	_____
_____	_____	_____
_____	_____	_____
_____	_____	_____

SNACKS	HEALTHY FOOD	UNHEALTHY FOOD
_____	_____	_____
_____	_____	_____
_____	_____	_____
_____	_____	_____
_____	_____	_____

CALORIES : _____ WEIGHT : _____ Lbs/Kg
PROTEIN : _____ SLEEP : _____ Hours
FIBER : _____ WATER : _____ Cups

EXERCISE	SET / REPS / DISTANCE	TIME
_____	_____	_____
_____	_____	_____
_____	_____	_____
_____	_____	_____
_____	_____	_____
_____	_____	_____
_____	_____	_____
_____	_____	_____

DAY 83

DATE: _____

M	T	W	T	F	S	S

MOOD:
- ❑ Fabulous ❑ Sad
- ❑ Happy   ❑ Angry

BREAKFAST
_____
_____
_____
_____
_____

LUNCH
_____
_____
_____
_____
_____

DINNER
_____
_____
_____
_____
_____

SNACKS
_____
_____
_____
_____

HEALTHY FOOD
_____
_____
_____
_____

UNHEALTHY FOOD
_____
_____
_____
_____

CALORIES : _____
PROTEIN : _____
FIBER : _____

WEIGHT : _____ Lbs/Kg
SLEEP : _____ Hours
WATER : _____ Cups

EXERCISE   **SET / REPS /DISTANCE   TIME**

_____   _____   _____
_____   _____   _____
_____   _____   _____
_____   _____   _____
_____   _____   _____
_____   _____   _____
_____   _____   _____

DAY 84

DATE: _____

M	T	W	T	F	S	S

MOOD:
- ❏ Fabulous ❏ Sad
- ❏ Happy   ❏ Angry

BREAKFAST	LUNCH	DINNER

SNACKS	HEALTHY FOOD	UNHEALTHY FOOD

CALORIES : _____
PROTEIN : _____
FIBER : _____

WEIGHT : _____ Lbs/Kg
SLEEP : _____ Hours
WATER : _____ Cups

EXERCISE	SET / REPS / DISTANCE	TIME

DAY 85

DATE: _____

| M | T | W | T | F | S | S |

MOOD:
- ☐ Fabulous ☐ Sad
- ☐ Happy   ☐ Angry

BREAKFAST	LUNCH	DINNER
_____	_____	_____
_____	_____	_____
_____	_____	_____
_____	_____	_____
_____	_____	_____

SNACKS	HEALTHY FOOD	UNHEALTHY FOOD
_____	_____	_____
_____	_____	_____
_____	_____	_____
_____	_____	_____
_____	_____	_____

CALORIES : _____

PROTEIN : _____

FIBER : _____

WEIGHT : _____ Lbs/Kg

SLEEP : _____ Hours

WATER : _____ Cups

EXERCISE SET / REPS / DISTANCE   TIME

_____   _____   _____
_____   _____   _____
_____   _____   _____
_____   _____   _____
_____   _____   _____
_____   _____   _____
_____   _____   _____
_____   _____   _____

DAY 86

DATE: _____

M	T	W	T	F	S	S

MOOD:
- ☐ Fabulous   ☐ Sad
- ☐ Happy   ☐ Angry

BREAKFAST	LUNCH	DINNER

SNACKS	HEALTHY FOOD	UNHEALTHY FOOD

CALORIES : _____
PROTEIN : _____
FIBER : _____

WEIGHT : _____ Lbs/Kg
SLEEP : _____ Hours
WATER : _____ Cups

EXERCISE	SET / REPS / DISTANCE	TIME

DAY 87

DATE: _____

| M | T | W | T | F | S | S |

MOOD:
- ☐ Fabulous ☐ Sad
- ☐ Happy ☐ Angry

BREAKFAST	LUNCH	DINNER
_____	_____	_____
_____	_____	_____
_____	_____	_____
_____	_____	_____
_____	_____	_____

SNACKS	HEALTHY FOOD	UNHEALTHY FOOD
_____	_____	_____
_____	_____	_____
_____	_____	_____
_____	_____	_____
_____	_____	_____

CALORIES : _____ WEIGHT : _____ Lbs/Kg
PROTEIN : _____   SLEEP : _____ Hours
FIBER : _____   WATER : _____ Cups

EXERCISE	SET / REPS / DISTANCE	TIME
_____	_____	_____
_____	_____	_____
_____	_____	_____
_____	_____	_____
_____	_____	_____
_____	_____	_____
_____	_____	_____

DAY 88

DATE: _____

M	T	W	T	F	S	S

MOOD:
- ❏ Fabulous ❏ Sad
- ❏ Happy ❏ Angry

BREAKFAST	LUNCH	DINNER
_____	_____	_____
_____	_____	_____
_____	_____	_____
_____	_____	_____
_____	_____	_____

SNACKS	HEALTHY FOOD	UNHEALTHY FOOD
_____	_____	_____
_____	_____	_____
_____	_____	_____
_____	_____	_____
_____	_____	_____

CALORIES : _____
PROTEIN : _____
FIBER : _____

WEIGHT : _____ Lbs/Kg
SLEEP : _____ Hours
WATER : _____ Cups

EXERCISE	SET / REPS / DISTANCE	TIME
_____	_____	_____
_____	_____	_____
_____	_____	_____
_____	_____	_____
_____	_____	_____
_____	_____	_____
_____	_____	_____
_____	_____	_____

DAY 89

DATE: _____

| M | T | W | T | F | S | S |

MOOD:
- ☐ Fabulous ☐ Sad
- ☐ Happy ☐ Angry

BREAKFAST	LUNCH	DINNER
_____	_____	_____
_____	_____	_____
_____	_____	_____
_____	_____	_____
_____	_____	_____

SNACKS	HEALTHY FOOD	UNHEALTHY FOOD
_____	_____	_____
_____	_____	_____
_____	_____	_____
_____	_____	_____
_____	_____	_____

CALORIES : _____　　WEIGHT : _____ Lbs/Kg

PROTEIN : _____　　SLEEP : _____ Hours

FIBER : _____　　WATER : _____ Cups

EXERCISE	SET / REPS / DISTANCE	TIME
_____	_____	_____
_____	_____	_____
_____	_____	_____
_____	_____	_____
_____	_____	_____
_____	_____	_____
_____	_____	_____
_____	_____	_____

DAY 90

DATE: _____

| M | T | W | T | F | S | S |

MOOD:
- ❑ Fabulous ❑ Sad
- ❑ Happy   ❑ Angry

BREAKFAST
_____
_____
_____
_____
_____

LUNCH
_____
_____
_____
_____
_____

DINNER
_____
_____
_____
_____
_____

SNACKS
_____
_____
_____
_____
_____

HEALTHY FOOD
_____
_____
_____
_____
_____

UNHEALTHY FOOD
_____
_____
_____
_____
_____

CALORIES : _____
PROTEIN : _____
FIBER : _____

WEIGHT : _____ Lbs/Kg
SLEEP : _____ Hours
WATER : _____ Cups

EXERCISE   **SET / REPS /DISTANCE**   **TIME**
_____   _____   _____
_____   _____   _____
_____   _____   _____
_____   _____   _____
_____   _____   _____
_____   _____   _____
_____   _____   _____

DAY 90
~ Success - Dreams = Actions. ~

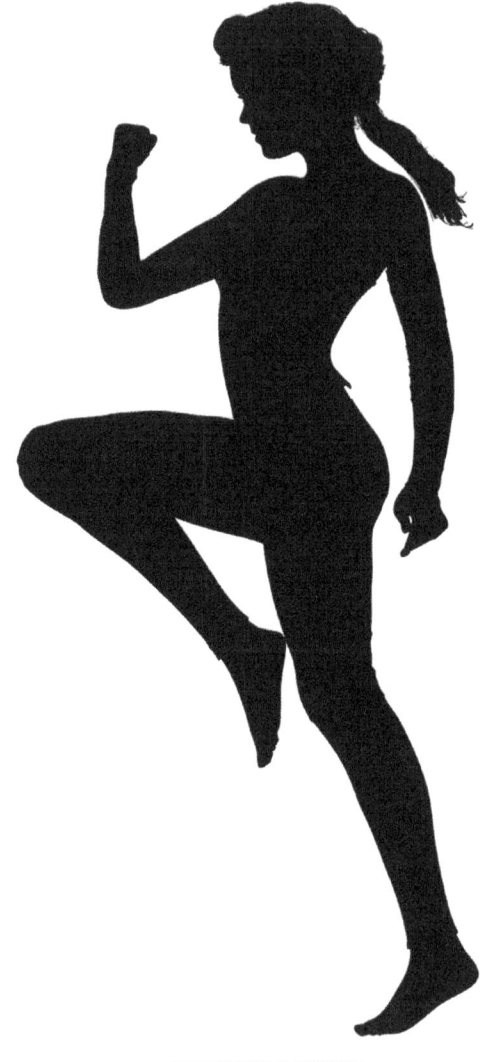

Arm: _____

Chest: _____

Waist: _____

Belly: _____

Hip: _____

Thigh: _____

Calf: _____

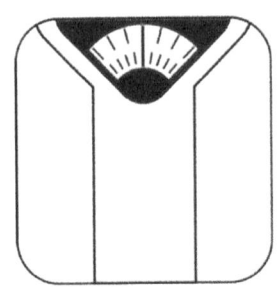

Weight: _____

BMI Level: _____

Review Of 90 Days

What Worked?

_____

_____

_____

_____

_____

_____

_____

What Does Not Work?

_____

_____

_____

_____

_____

_____

_____

DAY 91

DATE: _____

| M | T | W | T | F | S | S |

MOOD:
- ☐ Fabulous ☐ Sad
- ☐ Happy ☐ Angry

BREAKFAST
_____
_____
_____
_____
_____

LUNCH
_____
_____
_____
_____
_____

DINNER
_____
_____
_____
_____
_____

SNACKS
_____
_____
_____
_____

HEALTHY FOOD
_____
_____
_____
_____

UNHEALTHY FOOD
_____
_____
_____
_____

CALORIES : _____
PROTEIN : _____
FIBER : _____

WEIGHT : _____ Lbs/Kg
SLEEP : _____ Hours
WATER : _____ Cups

EXERCISE   **SET / REPS / DISTANCE   TIME**

_____   _____ _____
_____   _____ _____
_____   _____ _____
_____   _____ _____
_____   _____ _____
_____   _____ _____
_____   _____ _____

DAY 92

DATE: _____

| M | T | W | T | F | S | S |

MOOD:
- ❑ Fabulous ❑ Sad
- ❑ Happy ❑ Angry

BREAKFAST
_____
_____
_____
_____
_____

LUNCH
_____
_____
_____
_____
_____

DINNER
_____
_____
_____
_____
_____

SNACKS
_____
_____
_____
_____
_____

HEALTHY FOOD
_____
_____
_____
_____
_____

UNHEALTHY FOOD
_____
_____
_____
_____
_____

CALORIES : _____
PROTEIN : _____
FIBER : _____

WEIGHT : _____ Lbs/Kg
SLEEP : _____ Hours
WATER : _____ Cups

EXERCISE | SET / REPS / DISTANCE | TIME

_____   _____   _____
_____   _____   _____
_____   _____   _____
_____   _____   _____
_____   _____   _____
_____   _____   _____
_____   _____   _____

DAY 93

M	T	W	T	F	S	S

DATE: _____

MOOD:
- ☐ Fabulous ☐ Sad
- ☐ Happy ☐ Angry

BREAKFAST	LUNCH	DINNER
_____	_____	_____
_____	_____	_____
_____	_____	_____
_____	_____	_____
_____	_____	_____

SNACKS	HEALTHY FOOD	UNHEALTHY FOOD
_____	_____	_____
_____	_____	_____
_____	_____	_____
_____	_____	_____

CALORIES : _____
PROTEIN : _____
FIBER : _____

WEIGHT : _____ Lbs/Kg
SLEEP : _____ Hours
WATER : _____ Cups

EXERCISE	SET / REPS / DISTANCE	TIME
_____	_____	_____
_____	_____	_____
_____	_____	_____
_____	_____	_____
_____	_____	_____
_____	_____	_____
_____	_____	_____
_____	_____	_____

DAY 94

DATE: _____

| M | T | W | T | F | S | S |

MOOD:
- ❏ Fabulous ❏ Sad
- ❏ Happy ❏ Angry

BREAKFAST
_____
_____
_____
_____
_____

LUNCH
_____
_____
_____
_____
_____

DINNER
_____
_____
_____
_____
_____

SNACKS
_____
_____
_____
_____
_____

HEALTHY FOOD
_____
_____
_____
_____
_____

UNHEALTHY FOOD
_____
_____
_____
_____
_____

CALORIES : _____
PROTEIN : _____
FIBER : _____

WEIGHT : _____ Lbs/Kg
SLEEP : _____ Hours
WATER : _____ Cups

EXERCISE   SET / REPS / DISTANCE   TIME

_____   _____   _____
_____   _____   _____
_____   _____   _____
_____   _____   _____
_____   _____   _____
_____   _____   _____
_____   _____   _____

DAY 95

DATE: _____

| M | T | W | T | F | S | S |

MOOD:
- ☐ Fabulous   ☐ Sad
- ☐ Happy   ☐ Angry

BREAKFAST	LUNCH	DINNER
_____	_____	_____
_____	_____	_____
_____	_____	_____
_____	_____	_____

SNACKS	HEALTHY FOOD	UNHEALTHY FOOD
_____	_____	_____
_____	_____	_____
_____	_____	_____
_____	_____	_____

CALORIES : _____

PROTEIN : _____

FIBER : _____

WEIGHT : _____ Lbs/Kg

SLEEP : _____ Hours

WATER : _____ Cups

EXERCISE   SET / REPS / DISTANCE   TIME

_____   _____   _____
_____   _____   _____
_____   _____   _____
_____   _____   _____
_____   _____   _____
_____   _____   _____
_____   _____   _____
_____   _____   _____

DAY 96

DATE: _____

| M | T | W | T | F | S | S |

MOOD:
- ❏ Fabulous ❏ Sad
- ❏ Happy   ❏ Angry

BREAKFAST	LUNCH	DINNER
_____	_____	_____
_____	_____	_____
_____	_____	_____
_____	_____	_____
_____	_____	_____

SNACKS	HEALTHY FOOD	UNHEALTHY FOOD
_____	_____	_____
_____	_____	_____
_____	_____	_____
_____	_____	_____
_____	_____	_____

CALORIES : _____   WEIGHT : _____ Lbs/Kg
PROTEIN : _____   SLEEP : _____ Hours
FIBER : _____   WATER : _____ Cups

EXERCISE	SET / REPS / DISTANCE	TIME
_____	_____	_____
_____	_____	_____
_____	_____	_____
_____	_____	_____
_____	_____	_____
_____	_____	_____
_____	_____	_____
_____	_____	_____

DAY 97

DATE: _____

| M | T | W | T | F | S | S |

MOOD:
- ☐ Fabulous ☐ Sad
- ☐ Happy   ☐ Angry

BREAKFAST
_____
_____
_____
_____
_____

LUNCH
_____
_____
_____
_____
_____

DINNER
_____
_____
_____
_____
_____

SNACKS
_____
_____
_____
_____
_____

HEALTHY FOOD
_____
_____
_____
_____
_____

UNHEALTHY FOOD
_____
_____
_____
_____
_____

CALORIES : _____
PROTEIN : _____
FIBER : _____

WEIGHT : _____ Lbs/Kg
SLEEP : _____ Hours
WATER : _____ Cups

EXERCISE   SET / REPS / DISTANCE   TIME
_____   _____   _____
_____   _____   _____
_____   _____   _____
_____   _____   _____
_____   _____   _____
_____   _____   _____
_____   _____   _____
_____   _____   _____

DAY 98

DATE: _____

M	T	W	T	F	S	S

MOOD:
- ❏ Fabulous ❏ Sad
- ❏ Happy ❏ Angry

BREAKFAST
_____
_____
_____
_____
_____

LUNCH
_____
_____
_____
_____
_____

DINNER
_____
_____
_____
_____
_____

SNACKS
_____
_____
_____
_____
_____

HEALTHY FOOD
_____
_____
_____
_____
_____

UNHEALTHY FOOD
_____
_____
_____
_____
_____

CALORIES: _____
PROTEIN: _____
FIBER: _____

WEIGHT: _____ Lbs/Kg
SLEEP: _____ Hours
WATER: _____ Cups

EXERCISE | SET / REPS / DISTANCE | TIME
_____ _____ _____
_____ _____ _____
_____ _____ _____
_____ _____ _____
_____ _____ _____
_____ _____ _____
_____ _____ _____
_____ _____ _____

DAY 99

DATE: _____

M	T	W	T	F	S	S

MOOD:
- ❏ Fabulous ❏ Sad
- ❏ Happy   ❏ Angry

BREAKFAST
_____
_____
_____
_____
_____

LUNCH
_____
_____
_____
_____
_____

DINNER
_____
_____
_____
_____
_____

SNACKS
_____
_____
_____
_____
_____

HEALTHY FOOD
_____
_____
_____
_____
_____

UNHEALTHY FOOD
_____
_____
_____
_____
_____

CALORIES : _____
PROTEIN : _____
FIBER : _____

WEIGHT : _____ Lbs/Kg
SLEEP : _____ Hours
WATER : _____ Cups

EXERCISE   SET / REPS / DISTANCE   TIME

_____   _____   _____
_____   _____   _____
_____   _____   _____
_____   _____   _____
_____   _____   _____
_____   _____   _____
_____   _____   _____
_____   _____   _____

DAY 100

~ Do nothing = no results. Do something = Results. ~

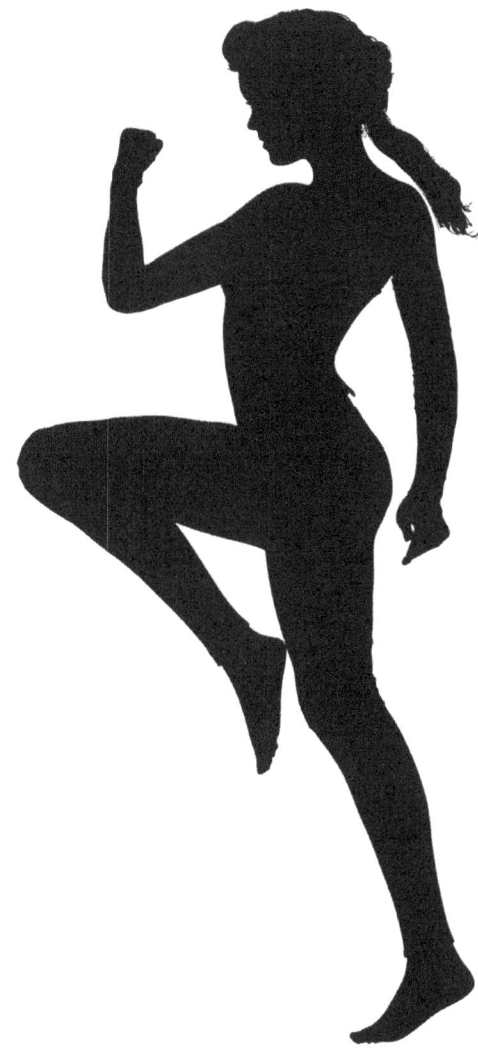

Arm: _____

Chest: _____

Waist: _____

Belly: _____

Hip: _____

Thigh: _____

Calf: _____

Weight: _____

BMI Level: _____

DAY 100

M	T	W	T	F	S	S

DATE: _____

MOOD:
- ☐ Fabulous ☐ Sad
- ☐ Happy ☐ Angry

BREAKFAST
_____
_____
_____
_____
_____

LUNCH
_____
_____
_____
_____
_____

DINNER
_____
_____
_____
_____
_____

SNACKS
_____
_____
_____
_____
_____

HEALTHY FOOD
_____
_____
_____
_____
_____

UNHEALTHY FOOD
_____
_____
_____
_____
_____

CALORIES : _____
PROTEIN : _____
FIBER : _____

WEIGHT : _____ Lbs/Kg
SLEEP : _____ Hours
WATER : _____ Cups

EXERCISE   **SET / REPS / DISTANCE   TIME**

_____   _____   _____
_____   _____   _____
_____   _____   _____
_____   _____   _____
_____   _____   _____
_____   _____   _____
_____   _____   _____
_____   _____   _____

Review Of 100 Days

What Worked?

What Does Not Work?

Next Challenge

Goals and Target For Next Challenge?

_____

_____

_____

_____

_____

_____

_____

_____

_____

_____

_____

_____

_____

_____

_____

Next Challenge

Goals and Target For Next Challenge?

Specially Designed By ZenWerkz

Made in the USA
Middletown, DE
01 March 2019